ÉTUDE CLINIQUE

SUR

LA SYPHILIS INFANTILE

ÉTUDE CLINIQUE

SUR LA

SYPHILIS INFANTILE

(Mémoire présenté à la Société médicale des hôpitaux)

PAR

Le Docteur Henri ROGER

Membre de l'Académie impériale de médecine
Président de la Société médicale des hôpitaux de Paris (1864-65)
Médecin de l'hôpital des Enfants-Malades

PARIS

TYPOGRAPHIE FÉLIX MALTESTE ET Cie

Rue des Deux-Portes-Saint-Sauveur, 22

1865

Extrait de **L'UNION MÉDICALE**, nouvelle série,

Janvier et Février 1865.

LA SYPHILIS INFANTILE

J'ai présenté, l'année dernière, à la Société médicale des hôpitaux, quelques faits de *syphilis infantile* qui me paraissaient offrir de l'intérêt au point de vue de l'étiologie et de l'évolution de la maladie *(Bulletins de la Soc. méd. des hôpit. de Paris,* t. V, fascic. V, p. 429). La matière est longue, difficile, obscure; et, malgré les travaux spéciaux de Bertin, de MM. Depaul, Trousseau, Diday, Rollet, Vidal, malgré les enseignements des maîtres en syphilographie, MM. Ricord et Cullerier, bien des questions restent encore à l'étude; aussi ai-je cru pouvoir soumettre à votre attention un certain nombre d'observations nouvelles sur cet intéressant sujet, observations que j'ai recueillies, soit en ville, soit dans les établissements hospitaliers auxquels j'ai été successivement attaché (Direction des nourrices, Enfants-Trouvés, Enfants-Malades). Loin de moi la prétention d'écrire un mémoire complet, encore moins un traité dogmatique sur la syphilis de l'enfance; ce travail est plutôt, selon l'expression anglaise et allemande, une *contribution à l'étude de la syphilis;* ce n'est qu'un choix de matériaux fournis aux syphilographes; je me bornerai à rapporter les observations en les groupant selon l'analogie des faits qu'elles présentent, et à tirer de chacune d'elles les enseignements pratiques qu'elle me paraîtra renfermer, à mesure que je les rencontrerai.

J'entre donc immédiatement en matière, et je commence par les observations relatives à l'*étiologie* de la syphilis infantile, à sa *transmission par l'hérédité,* par l'*allaitement,* ou par *contagion* plus ou moins directe, questions qui dominent l'histoire de cette maladie, soit au point de vue de la pathologie, soit à celui de l'hygiène et de la médecine légale (1).

§ I. *Etiologie : syphilis héréditaire ; syphilis acquise. — Contagion de l'enfant à la nourrice ; inoculation par les lésions buccales, par l'humeur du coryza, par la salive, par contact direct, etc. — De la vaccine.*

Obs. I. — *Syphilis héréditaire; transmission à la nourrice. — Affaiblissement de la diathèse dans plusieurs grossesses successives.* — Mme X... présente les apparences d'une bonne santé; son mari est doué d'une constitution remarquablement robuste et exerce la profession de boucher. Lors de sa première grossesse, cette dame a été atteinte, au troisième ou au quatrième mois, de quelques *écorchures aux parties* (son médecin les a considérées comme de *nature syphilitique*, et a prescrit un traitement spécifique suivi pendant trois semaines environ) : sans avoir obtenu d'aveux de son mari, cette dame s'aperçut qu'il était affecté d'une dartre. La *première grossesse* se termina, à *huit mois et demi*, par une *fausse couche*.

Quatre mois après, *seconde grossesse* menée à terme; mais accouchement d'un *enfant mort*. La mère a encore eu des boutons aux jambes pendant cette grossesse, mais pas de mal de gorge, ni d'adénopathie cervicale.

Une *troisième grossesse* amena un enfant vivant, mais qui fut, un mois après la naissance, couvert de boutons, lesquels apparurent d'abord aux talons, puis sur tout le corps et principalement aux fesses. Cette éruption fut reconnue comme de nature *syphilitique*; l'enfant *mourut à quatre mois*. La mère nourrit d'abord cet enfant, et fut atteinte d'un abcès au sein qui s'ouvrit spontanément, mais elle n'eut aucune ulcération du mamelon. Une nourrice qui remplaça la mère ne devint pas non plus malade.

Un *quatrième enfant* naquit fort et bien portant, et vécut jusqu'à 8 mois. Du deuxième au troisième mois après sa naissance, il avait présenté, aux fesses seulement (du moins d'après ce qui me fut dit), des boutons sur la nature desquels le médecin ne s'était pas prononcé. Quand je vis cet enfant, l'*éruption* me parut avoir un caractère *syphilitique* évident, et de plus elle s'accompagnait d'un *coryza* fort intense : l'enfant mourut quelques semaines après, de diarrhée fébrile : il ne m'avait plus été représenté.

Dans une *cinquième grossesse*, Mme X... donna le jour à une fille qui est actuellement vivante. En février 1863, un mois environ après sa naissance, cette enfant me fut apportée : elle avait alors le corps couvert d'une *roséole syphilitique*, mais il n'y avait aucun autre phénomène de syphilis, et je ne constatai ni ulcérations ni plaques muqueuses aux lèvres ou à la bouche. Un traitement antisyphilitique fut institué (liqueur de Van Swieten à l'intérieur, bains de sublimé) et continué pendant quatre mois, avec cette modification que la liqueur de Van Swieten fut remplacée, après environ deux mois, par le sirop d'iodure de fer, en raison d'un peu d'anémie, et que les bains de sublimé furent réduits à deux par semaine, et remplacés ensuite par des bains salés; la nourrice de cette enfant était en ce moment forte, saine en apparence; l'examen extérieur (face, cou, poitrine, mamelons, avant-bras et mains) ne me fit découvrir aucune trace d'affection quelconque.

(1) Voy. pour ce dernier point les belles leçons de M. le professeur Tardieu.

Le 17 juillet 1863, la mère revint me consulter et pour son enfant et pour sa *nourrice* surtout ; voici, en effet, ce que je constatai alors : cette femme présentait des lésions manifestes de *syphilis*.

Il y a trois mois, la nourrice avait vu sur son sein gauche se développer un *bouton* qui fut presque tout de suite écorché par l'enfant ; elle n'y fit pas autrement attention, non plus que la mère, qui était très distraite des soins maternels par son commerce ; environ un mois ou six semaines après, elle se plaignit de mal de gorge, de démangeaisons à la peau, et elle s'aperçut qu'elle était couverte d'une éruption sur tout le corps.

Encore aujourd'hui, cette éruption est confluente, d'une teinte rouge cuivrée, constituée surtout par des papules. Sur la surface de la peau, aucune ulcération. Sur le sein gauche, on trouve *à la base du mamelon deux boutons fongueux*, deux espèces de plaques violacées, de forme irrégulièrement ovalaire, et mesurant dans leur plus grand diamètre l'une, un peu plus de 2 centimètres, l'autre environ 1 centimètre 1/2 ; on reconnaît sur la plaque la plus étendue comme une ulcération desséchée ; mais ni l'une ni l'autre ne sont indurées à la base, ni suintantes. La gorge est rouge et n'offre pas de plaques muqueuses évidentes ; on voit cependant sur le milieu d'une amygdale une ulcération ovalaire très allongée, d'environ 12 millimètres de longueur sur 2 de large. La bouche ne présente d'ailleurs aucune autre lésion. La région cervicale postérieure est le siége d'une adénopathie intense, qui forme une tumeur ganglionnaire du volume d'une grosse amande. Point d'éruption au cuir chevelu. — Je procède à un examen attentif des parties génitales, et je n'y constate aucune altération, ni traces de lésion primitive ou consécutive.

Quant à l'enfant, qui est âgée alors de 6 mois, elle est grasse, forte, sans ulcérations ou plaques muqueuses à la bouche. On ne voit plus sur le corps, en fait de vestiges de la syphilis héréditaire, que sept à huit papules rougeâtres, arrondies, de 1 à 2 millimètres de diamètre, qui me paraissent une récidive légère de l'éruption. Je constate, en outre, un peu d'adénopathie cervicale postérieure, et, dans les cheveux, quelques croûtes dont une, large et rougeâtre, semble syphilitique.

Je prescrivis, bien entendu, la cessation de l'allaitement, et la mère, qui craignait avec raison les difficultés de trouver une autre nourrice, sevra l'enfant, à laquelle je fis reprendre quelques bains de sublimé, et j'ordonnai en même temps un traitement spécifique, par les pilules de Sédillot, à la nourrice, qui resta comme bonne jusqu'à la fin de janvier 1864. A cette date, je la revis, et elle était guérie complétement depuis plus d'un mois. — La petite fille, qui me fut menée à 10 mois, avait également repris une santé parfaite ; elle avait 6 dents (dentition avancée), et quand je la visitai pour la dernière fois, en juin 1864, elle était tout à fait bien portante.

Cette première observation peut être l'objet de quelques remarques assez importantes sous le rapport pratique.

Et d'abord, elle confirme le fait de l'*affaiblissement spontané de la diathèse syphilitique* dans plusieurs grossesses successives, fait qui a frappé les observateurs, et dont M. Diday a donné des exemples. « En compulsant les observations où des parents syphilitiques ont eu successivement un grand nombre d'enfants (dit M. Diday, dans son excellent *Traité de la syphilis des nouveau-nés*, 1854, p. 183), on remarque

que, même en l'absence de tout traitement général, la maladie sévit plus fortement sur les aînés, et qu'elle s'adoucit ensuite à mesure que ses victimes se multiplient. A la première couche, par exemple, un avortement a lieu à cinq mois; il est moins hâtif à la seconde; la troisième donne un enfant à terme, mais faible et non viable; le quatrième naît avec une constitution plus résistante. De même pour la gravité des lésions, on voit les accidents apparaître plus rapides, plus sérieux sur un premier enfant, s'affaiblir peu à peu sur les suivants, et ne plus affliger les cadets que par des attaques comparativement légères et tardives. » Que voit-on, en effet, dans l'observation que j'ai rapportée? Une femme, de constitution forte ainsi que son mari, infectée probablement, vers le quatrième mois de la grossesse, par cet époux qui ne semble point avoir suivi de traitement anti-syphilitique, et n'étant, elle-même, soumise que pendant trois semaines à une médication spécifique, commence par faire une fausse couche à huit mois et demi; à une seconde parturition, accouchement d'un enfant mort; à une troisième, enfant qui meurt à quatre mois, d'une syphilis manifestée au bout de trois à quatre septénaires; un quatrième, syphilitique deux ou trois mois après la naissance, vit jusqu'à huit mois. Enfin le cinquième enfant, syphilitique comme ses aînés, mais à un degré moindre (simple roséole) et traité à temps par la médication mercurielle, guérit complétement et cette petite fille est encore vivante (17 mois) et bien portante.

Dans ce fait, la loi de décroissance normale de l'action meutrière du virus est frappante, comme dans un autre cas cité par Bertin (*Traité de la mal. vénér.*, etc., p. 142), où l'on voit un premier fœtus naître à six mois, d'une femme infectée et jamais traitée; un second à sept mois, un troisième à sept mois et demi, un quatrième enfant venir à terme et mourir après dix-huit heures; le cinquième vivre six semaines, et enfin le sixième prolonger son existence jusqu'à quatre mois, sans intervention médicale, et guérir ensuite parfaitement grâce à une médication mercurielle.

On sait que la *diathèse syphilitique ne se cumule point chez le même individu*, et Colles, dont l'opinion a été adoptée par M. Diday, de même que par MM. Baumès, Egan, etc., a énoncé comme une règle que la mère d'un enfant syphilitique, étant elle-même infectée, ne contractera point d'accidents spécifiques en nourrissant son propre enfant, comme pourrait en contracter une nourrice étrangère; il ne se développera pas sur son sein d'ulcération syphilitique alors même que le nouveau-né présenterait des lésions spéciales à la bouche. D'où il résulte que le médecin consulté pour un enfant syphilitique et dont la mère est également infectée, pourra consentir à l'allaitement maternel, en traitant d'ailleurs par le mercure la mère et l'enfant; si le lait de la mère malade ne constitue pas alors un aliment irréprochable sous le rapport de ses qualités nutritives, du moins n'y a-t-il pas danger d'infection réciproque dans cet allaitement, danger auquel une nourrice saine serait exposée. Mme X... avait encore des accidents spécifiques quand elle donna le sein à son troisième enfant également atteint de syphilis ; aussi ne contracta-t-elle point d'ulcères au mamelon. La nourrice qui la remplaça dans l'allaitement paraît être restée pareillement indemne : mais il faut observer qu'elle donna le sein bien peu de temps, et probablement elle n'aurait point échappé à la contamination si la nourriture eût été prolongée davantage.

Les faits de *transmission de la syphilis du nourrisson à la nourrice* ne sont plus aujourd'hui contestés : tous les auteurs, même les plus incrédules jadis au sujet de cette transmission, en reconnaissent la réalité et la fréquence. — Le siége de la syphilis ainsi transmise est presque toujours le mamelon ; de sorte que, pour M. Rollet, le début de la maladie par le sein, alors qu'il s'agit de décider l'origine première d'une syphilis observée simultanément sur un enfant allaité et sur une nourrice, constitue déjà une présomption en faveur de cette dernière ; quant à la nature, dans ces cas, de l'accident primitif, ce serait toujours un chancre, et, suivant M. Diday, un tubercule muqueux d'époque secondaire.

Le cinquième enfant de Mme X... (la petite fille dont l'observation est donnée plus haut) me paraît évidemment avoir transmis la syphilis à sa nourrice. Cette femme, que j'avais soumise à un premier examen, avait été reconnue saine ; elle allaite un enfant positivement infecté, et, au bout d'un certain temps, elle revient avec un accident syphilitique : cet accident a son siége au sein, et il n'y a ni chancre, ni cicatrice aux parties génitales, ni adénopathie inguinale. Tout semble donc démontrer qu'elle a été infectée par son nourrisson.

Cependant nous rencontrons ici une difficulté : la petite malade n'avait présenté aucune lésion spécifique à la bouche : or, *dans presque tous les cas où l'enfant a transmis la vérole à sa nourrice, on voit qu'on a noté chez lui un accident syphilitique de la bouche* (Voy. Rollet) (1) ; et, dans ceux où la nourrice a échappé à la contagion, il est dit généralement qu'on a cherché une lésion à la bouche du nourrisson et que cette lésion manquait (Diday, p. 281), ou bien qu'une circonstance spéciale a protégé le sein de la nourrice.

Dans notre observation, il faudrait donc admettre, ou bien que la *transmission* à la nourrice a eu lieu *par la salive*, ou qu'il y a eu quelque fissure ou plaque muqueuse de l'arrière-gorge dont l'existence a été méconnue.

Cette première hypothèse, celle de la transmission de la syphilis par la salive, est entièrement opposée à ce que professent aujourd'hui la plupart des syphilographes.

---

(1) Sur 21 observations de syphilis du mamelon citées par M. Rollet, il y en a 14 dans lesquelles il est fait mention formelle de l'existence de lésions buccales ; dans les 7 autres faits, la lésion n'est pas indiquée ; mais il n'est point dit positivement qu'elle manquât. *(Recherches cliniques et expérimentales sur la syphilis,* etc., p. 251. Paris, 1862.)

Il est maintenant admis généralement que toutes les lésions syphilitiques comprise sous le nom d'accidents secondaires sont contagieuses comme le chancre primitif, et que le sang même du sujet atteint de syphilis constitutionnelle peut transmettre cette maladie à un sujet sain par l'inoculation, comme l'ont montré les expériences de MM. Waller, Pellizari, etc. ; mais il en est tout autrement des sécrétions normales, lait, salive, larmes ; et, tout récemment encore, au Congrès médical de Lyon (Voy. Union Médicale, 30 septembre 1864, ou *Gazette hebdomadaire*, n° 43), MM. Rollet, Diday et Viennois ont établi avec une grande autorité que ces sécrétions ne sont jamais inoculables et ne peuvent transmettre la syphilis, à moins qu'elles ne soient mêlées au produit de quelque lésion syphilitique. Le sperme seul ferait exception, selon M. Diday, et pourrait donner directement la syphilis à l'ovule (mais le grand fait de la fécondation ne peut être assimilé à l'émission d'une simple sécrétion.) D'autres humeurs anomales, pathologiques, recueillies chez des sujets syphilitiques, telles que le liquide d'une acné, celui d'un eczéma, celui de la blennorrhagie, celui du chancre simple, celui des pustules vaccinales enfin, ne pourraient non plus, d'après les mêmes auteurs, donner la syphilis qu'à la condition d'être mélangées à la sécrétion virulente d'un accident syphilitique, ou à quelque gouttelette de sang du sujet chez lequel la maladie est devenue constitutionnelle.

Je suis très disposé à m'en rapporter à l'expérience d'autrui sur les points scientifiques où mon expérience propre est en défaut ; car notre science serait bien bornée si elle n'acceptait point la tradition, et si l'observation actuelle voulait toujours recommencer l'observation passée ; aussi je me range à l'opinion des auteurs qui rejettent la possibilité de la transmission de la syphilis par les liquides fournis par des appareils sécréteurs spéciaux, tels que le lait ou la salive. Je reconnais que les glandes proprement dites peuvent jouir d'un privilége de sélection à l'égard des liquides qu'elles élaborent. Mais tout en acceptant la doctrine des syphilographes de l'École de Lyon, je trouve dans les circonstances de l'allaitement lui-même une grande analogie avec ces cas de contagion obscurs dont l'interprétation a exercé la sagacité de plusieurs des orateurs du Congrès de Lyon. Une succion qui se répète dix à vingt fois par jour, et dure de cinq à dix minutes, succion qui est assez forte pour déterminer des gerçures et des abcès au sein, ne peut-elle produire des fissures dans lesquelles la salive d'un syphilitique déposera la syphilis, pour peu que ce jeune sujet ait lui-même à la bouche quelque gerçure, quelque ulcération passagère ?

C'est donc, en définitive, à la seconde hypothèse, à celle de quelque *lésion buccale passée inaperçue*, que je crois devoir m'arrêter pour expliquer la contamination de la nourrice dans le fait que je viens de rapporter.

Cette dernière supposition me semble d'autant plus admissible, que l'enfant ne m'avait été présentée qu'à des intervalles assez éloignés, et qu'au moment où je fus appelé à constater les accidents développés au sein de la nourrice, ceux-ci dataient déjà de trois mois, époque plus que suffisante pour permettre la guérison d'accidents buccaux ou pharyngiens chez la petite fille qui ne présentait plus à ce moment qu'une adénopathie cervicale postérieure, des croûtes dans les cheveux, et quelques papules disséminées sur le corps. On sait d'ailleurs quelles difficultés on éprouve chez les très petits enfants à explorer complétement la partie postérieure de la cavité buccale, et M. Diday dit avec raison que le médecin « ne peut jamais répondre » qu'il n'y ait pas quelques lésions dans l'arrière-bouche d'un nouveau-né.

Lorsque l'enfant transmet la syphilis au mamelon de la nourrice, sans qu'aucune lésion préalable ait paru dans sa bouche, l'*inoculation ne peut-elle être due à l'existence d'un coryza*, dont l'écoulement spécifique vient baigner le mamelon à peu près aussi sûrement que la salive elle-même ? C'est ce que semble démontrer le fait suivant :

Obs. II. — *Syphilis transmise de l'enfant à la nourrice et de celle-ci à un second enfant (coryza et éruption péri-anale chez le premier).* — L'enfant H..., âgée de 11 jours, est confiée, le 26 octobre 1848, à la femme D..., par la Direction des nourrices. Dans la note de cet établissement, j'avais qualifié ainsi cette petite fille : « Assez forte, pesant 3,125 grammes, saine, sauf un muguet intense et de l'érythème aux fesses. » Le médecin du canton où réside la nourrice constate à son arrivée, le 30 octobre, que cette fillette ne présente aucun signe extérieur de maladie vénérienne ; que, de son côté, la nourrice a toutes les apparences d'une santé parfaite, et que son propre enfant est sain et fort.

Six semaines après, vers le milieu de décembre, d'après le rapport du même médecin, l'enfant H... aurait eu un *coryza* léger et quelques rougeurs sur les fesses et au pourtour de l'anus ; ces dernières n'avaient encore aucun caractère spécifique évident, et lui parurent dues au contact de l'urine ou des matières fécales. Le 18 janvier 1849, l'*infection syphilitique n'est plus douteuse ;* les mucosités qui s'écoulent des fosses nasales sont purulentes ; les rougeurs du pourtour de l'anus ont fait place à de larges ulcérations, profondes et à bords taillés à pic. Le retour de l'enfant à Paris est décidé. La *nourrice*, visitée avant son départ, n'avait *aucun symptôme extérieur de maladie syphilitique* ; les mamelons étaient sains et non crevassés.

L'enfant meurt en route ; le cadavre est rapporté à Paris le 24 janvier 1849, et, sans pouvoir faire l'autopsie, je constate, sur les fesses et sur les cuisses, 8 à 10 ulcérations, mesurant de 2 millimètres à 2 centimètres de diamètre, mais dont il est impossible de spécifier le caractère, vu l'état cadavérique. A la lèvre supérieure, au niveau du repli labial, l'os maxillaire est verdâtre, dénudé et rugueux dans une étendue de 5 à 6 millimètres, et il en sort un peu de sanie. Un stylet enfoncé dans le nez donne aussi la sensation d'une surface dénudée et rugueuse. La voûte palatine, les lèvres, sauf le point indiqué, la langue et la gorge, sont saines. Il n'y a rien à noter dans le reste du corps, ni sur la peau, ni pour le système osseux.

Quant à la nourrice, un examen attentif ne révèle chez elle aucune lésion syphilitique, ni aux mamelons, ni aux parties génitales, qui ne présentent ni ulcérations, ni traces de cicatrices, mais seulement un peu de flueurs blanches albumino-glaireuses ; aucun accident constitutionnel non plus, ni à la gorge, ni au cuir chevelu, ni à la paume des mains, ni aux os superficiels. Son lait paraît bon. Les renseignements sur sa moralité et celle de sa famille sont favorables.

Le 26 janvier, la Direction croit pouvoir lui confier sans aucun risque un autre nourrisson, l'enfant Hans, lequel est sain et de force ordinaire. Au bout de trois semaines environ, vers le 15 février, *la nourrice* voit apparaître sur le mamelon des crevasses dont elle ne soupçonne pas la nature. Dans les premiers jours de mars, elle se plaint que ces crevasses la font beaucoup souffrir. Le médecin de la Direction constate alors la présence d'un *large chancre près d'un mamelon* et d'un autre au voile du palais. Un traitement antisyphilitique est institué. (Tisane de salsepareille, liqueur de Van Swieten ; pansement du mamelon avec le vin aromatique.) L'enfant Hans se porte encore bien.

Le 8 avril, la guérison de la nourrice paraît complète ; les ulcérations vénériennes sont cicatrisées parfaitement. Malgré l'avis du médecin, elle cesse de suivre son traitement, puis elle le reprend le 23 avril, époque à laquelle on constate de nouveau des ulcérations à la gorge.

Quant au *nourrisson*, quoique l'allaitement eût été suspendu presque aussitôt qu'on se fut aperçu de la maladie de la nourrice, on constata aussi, le 23 avril, qu'il avait contracté la syphilis directement ; il présentait une ulcération caractéristique dans un point des gencives et à la commissure labiale d'un côté.

Les conclusions que l'on peut tirer de cette observation sont complexes, et je vais les déduire successivement en rappelant les principales circonstances.

Six semaines après la naissance se déclarent un coryza d'abord léger, puis purulent, des rougeurs aux fesses et à l'anus transformées bientôt en ulcérations caractéristiques ; en un mot, une *syphilis constitutionnelle* évidente. La nourrice, visitée au moment où l'enfant lui est confié, et de nouveau quand elle va le ramener mourant à Paris, ne présente aucune apparence d'infection syphilitique.

L'enfant succombe plutôt à une gangrène de la bouche qu'aux lésions syphilitiques ; l'altération des fosses nasales, que l'on trouve à l'autopsie, peut cependant être considérée comme spécifique, en raison du coryza qui n'a cessé d'exister depuis l'invasion de la maladie, et de la non-continuité de cette altération des os du nez avec la gangrène de l'os maxillaire, laquelle semble n'être qu'un accident ultime. A ce moment encore la nourrice est examinée et reconnue saine ; il faut donc en conclure qu'elle ne saurait être incriminée et que la *syphilis de l'enfant était héréditaire.*

La nourrice est considérée comme tellement indemne, qu'on lui confie un autre nourrisson. Mais bientôt la scène change, et l'on voit apparaître des accidents d'une origine moins claire. Trois semaines après la mort du premier nourrisson, la nourrice est atteinte d'un chancre à la mamelle et d'un autre à la voûte palatine.

Ces chancres viennent-ils du nourrisson qui est mort, ou bien ont-ils été contractés directement par des manœuvres anormales ? L'époque à laquelle apparaissent ces accidents doit ici entrer en ligne de compte : or, trois septénaires se sont écoulés depuis la mort du premier enfant, et il convient d'y ajouter quelques jours, afin d'avoir le calcul exact du temps qui s'est passé depuis que la nourrice a cessé d'allaiter et d'être exposée à la contagion de la part de cet enfant. Ce délai de vingt-cinq à trente jours peut paraître un peu long, si l'on considère que la syphilis infantile a généralement une marche rapide, et surtout si l'on admet avec M. Diday que la maladie éclate presque sans incubation préalable (*ouv. cit.*, p. 166 et 265). Mais, d'autre part, si l'on s'en réfère aux chiffres donnés par M. Rollet, sur la durée de l'incubation du chancre primitif (de neuf à quarante-deux jours), on verra que, dans notre observation, la contagion du nourrisson à la nourrice s'est accomplie dans les délais parfaitement normaux; ce dernier auteur, traitant spécialement de la transmission de la syphilis des nouveau-nés au sein de leur nourrice, assigne une durée moyenne de trois semaines à l'incubation de l'accident mammaire; il mentionne même des faits où cette durée a été d'un mois et de six semaines. (Voy., dans son livre, les observ. I (p. 251), III (p. 253); l'observ. X (p. 258) qui appartient à Hunter, et notamment l'observ. VII (p. 256), dont les circonstances et les époques sont très semblables à celles du fait que nous avons rapporté.)

Il nous semble donc présumable que la nourrice aura gagné la syphilis du premier nourrisson mort syphilitique. Mais, comme cette enfant n'avait présenté aucune lésion spécifique de la bouche (et seulement une gangrène qui fut un phénomène ultime), l'inoculation ne peut-elle être attribuée légitimement à l'écoulement spécifique et purulent qui se faisait par les fosses nasales? Les nourrices sont d'autant moins en garde contre cette cause de contagion que le coryza simple est très fréquent chez les enfants, et que les lésions caractéristiques de la syphilis peuvent rester cachées dans la profondeur des fosses nasales (1).

Quant au second nourrisson, il est aussi évident qu'il a contracté la syphilis de sa nourrice, et plutôt par des embrassements que par la lactation, puisque celle-ci avait été suspendue aussitôt après la constatation de la maladie de la nourrice, et que la première lésion buccale apparut chez lui seulement deux mois après; en effet, outre l'altération chancreuse de la mamelle, la nourrice avait un chancre au voile du palais et, plus tard, elle eut encore des ulcérations dans la gorge.

Obs. III. — *Eruption cutanée et ulcération de la langue, non spécifiques, chez un nouveauné; érysipèle ambulant; guérison. Syphilis constitutionnelle chez la nourrice (chancre mammaire et syphilide); origine obscure.* — Émilie L..., femme B..., âgée de 25 ans, d'une constitution moyenne, mariée depuis trois ans, ayant eu deux couches qui se sont bien passées, n'a jamais été malade, sauf un peu d'irrégularité dans la menstruation, et quelquefois de la leucorrhée; du reste, elle n'a jamais remarqué d'ulcérations aux parties. Elle affirme que

---

(1) M. Rollet a cité (p. 258, obs. IX) un fait dans lequel la syphilis a été transmise à la nourrice, probablement par un écoulement qui provenait des fosses nasales.

ses enfants sont bien venus, jouissent d'une bonne santé, et que son mari n'a jamais eu, à sa connaissance, de maladie vénérienne.

Elle entre comme nourrice sédentaire à l'hospice des Enfants-Trouvés, le 23 juin 1851. On lui confie, à son entrée, l'enfant M... (Marie), âgée d'un mois, et venant de l'hôpital Necker, où sa mère est malade et meurt le mois suivant. Cette enfant est maigre et très faible, mais elle ne porte aucune ulcération ni tache sur la peau. Dans les premiers jours de juillet, elle est atteinte d'un muguet, qui disparaît au bout de quelques jours; la nourrice, qui n'a pas cessé de l'allaiter, contracte des crevasses au sein droit, lesquelles guérissent en quinze jours. Vers le 20 juillet, l'enfant est atteinte d'un érysipèle ambulant, qui commence aux paupières, parcourt presque toutes les régions du corps, et guérit surtout à l'aide de bains. En même temps que sévit l'érysipèle, une ulcération se développe sur la langue; elle est cautérisée et se cicatrise assez rapidement. Mais, quelques jours après qu'on a constaté cette ulcération, il s'en développe une sur le sein gauche de la nourrice. Ce n'est qu'au moins cinq à six jours après l'apparition de l'ulcère (qui aurait débuté par un petit bouton) que celle-ci songe à s'en plaindre et à se faire cautériser; l'ulcération présente un aspect pâle, blafard; elle s'indure à la base et tarde beaucoup à se cicatriser, malgré plusieurs cautérisations et des pansements prolongés avec de la charpie imbibée de vin aromatique; après la cicatrisation, l'induration persiste encore le 15 novembre 1851. Les ganglions axillaires du même côté se sont tuméfiés et sont devenus douloureux dès les premiers jours sans abcéder.

Six semaines environ après l'érysipèle, la petite malade est atteinte de fièvre, de toux, suivies, au bout de deux jours, d'une éruption de petites taches rouges, avec larmoiement et rougeur des conjonctives : on diagnostique une rougeole; l'éruption disparaît vers le cinquième jour. En même temps, l'enfant présentait aux organes génitaux une petite ulcération qui a été cautérisée plus tard, et s'est bien cicatrisée. Depuis cette époque, et pendant les deux mois qui suivirent la disparition de l'éruption rubéolique, il n'y a pas eu d'autre éruption, et la santé s'est maintenue parfaite.

Quant à la nourrice, elle était entièrement guérie de l'ulcération mammaire (sauf la persistance de l'induration) dans la seconde moitié d'octobre, et se portait assez bien, lorsque, vers le 8 novembre, elle commença à éprouver du malaise, et vit sur son ventre des taches d'une teinte rouge-brun, cuivrée, un peu saillantes, avec démangeaison. Il s'en développa ensuite sur tout le corps, mais en petit nombre. Le 15 novembre 1851, je reconnais une *syphilide papuleuse*. En même temps, la malade se plaint de douleur de gorge et d'un peu de raucité de la voix. Elle accuse aussi, depuis quelques jours, de l'inappétence, de la soif et de la faiblesse. Le 17, elle est envoyée à Lourcine, dont elle sort guérie un mois après.

L'enfant, sevrée le 17 novembre, a été tenue en observation pendant un mois, et, depuis, elle n'a présenté aucun nouvel accident.

En ville, quand on observe simultanément la syphilis sur une nourrice et son nourrisson, on est souvent embarrassé pour établir la filiation des accidents, circonstance qui serait capitale pour fixer l'origine de la maladie, le premier infecté étant le coupable, suivant toute probabilité : l'observation précédente est un de ces cas obscurs.

En effet, l'enfant n'a eu que du muguet et des rougeurs à la peau, lesquelles n'offraient point de caractère spécifique. Elle a été atteinte d'un érysipèle qui a guéri, et l'ulcération de la bouche qu'on nota à cette époque peut n'avoir été que la suite de la cachexie et du muguet, puisqu'elle guérit rapidement par la cautérisation, et que, pendant le séjour prolongé de l'enfant dans l'hospice, on ne vit apparaître aucune syphilide. La fièvre éruptive qui fut observée me parut bien positivement une rougeole, caractérisée non-seulement par la forme de l'éruption, mais par l'ensemble des symptômes généraux, du côté des conjonctives, de la membrane muqueuse nasale et des voies respiratoires, et aussi par la rapidité avec laquelle l'éruption s'effaça au cinquième jour, tandis que la roséole syphilitique a toujours une durée beaucoup plus longue. — Je ferai remarquer en passant que cette même observation est un curieux exemple de *guérison d'un érysipèle ambulant*. On connaît toute la gravité de cette affection chez les nouveau-nés : la mort en est la conséquence presque constante ; en ville, la guérison est une exception dont je n'ai vu que des exemples fort rares, et, à l'hôpital, le pronostic est plus grave encore si c'est possible. Les bains qui ont réussi dans le cas présent m'ont paru, comme mes excellents maîtres Guersant et M. Blache l'avaient déjà indiqué, le traitement le plus efficace et le plus rationnel dans une maladie dont un des traits principaux est l'exaltation de la chaleur animale.

En résumé, notre petite malade n'a eu que des symptômes douteux de syphilis, et elle a guéri sans traitement spécifique, de sorte qu'on est embarrassé d'affirmer qu'elle ait été réellement infectée.

Et cependant, c'est un mois à peine après avoir commencé à allaiter cette enfant, que la nourrice, reconnue saine, est atteinte de syphilis ; et quels sont les accidents primitifs ? un chancre à la mamelle et une adénopathie axillaire, indolente, c'est-à-dire la lésion la plus caractéristique et la plus fréquente de la syphilis infantile transmise à la nourrice par l'allaitement. J'ai malheureusement négligé l'examen des parties génitales de cette femme, de sorte que je ne puis affirmer qu'elle n'ait pas contracté la syphilis directement ; mais en considérant les excellents antécédents recueillis sur sa santé et sur celle de ses enfants, les renseignements très favorables obtenus sur sa moralité, et avant tout, la surveillance excessivement sévère à laquelle elle était soumise dans un hospice où les hommes ne sont pas admis ; en considérant le siége et la nature de l'accident primitif et l'époque de son développement, il est bien difficile de ne pas pencher vers l'hypothèse d'une infection syphilitique par le nourrisson.

Dans une *quatrième observation* nous allons voir une nourrice saine et qui allaite un nouveau-né syphilitique échapper à la contamination et ne présenter au sein qu'une altération qui avorte, parce que l'allaitement dure à peine deux mois, et aussi parce que le nourrisson a seulement *autour des lèvres* quelques boutons humides, sans lésion à la commissure, ni dans l'intérieur de la bouche.

OBS. IV. — *Nourrisson syphilitique ; allaitement pendant deux mois ; lésion mammaire qui avorte.* — L'enfant G... (Marie), née le 28 mars 1846, et confiée à la nourrice Mor... que je reconnais être saine, est ramenée à la Direction des nourrices deux mois après, le 5 juin 1846, comme atteinte d'une éruption suspecte qui date d'un mois, d'après le rapport du médecin de l'Administration.

Cette enfant, petite et faible, présente en effet, à la face, aux cuisses, aux jambes et aux fesses diverses lésions cutanées : près du nez et des sourcils, ce sont des croûtes de forme lenticulaire sans caractères très précis ; à la racine des cheveux, on observe quelques pustules d'impétigo ; aux joues, cinq ou six plaques d'une teinte rouge cuivrée de deux à cinq millimètres de diamètre. Autour des lèvres, on note aussi quelques petites plaques de même nature ; les amygdales sont un peu grosses et rouges, mais elles ne sont pas ulcérées, non plus que la membrane muqueuse buccale. Aux cuisses, on voit trois ou quatre croûtes sèches, peu saillantes, avec auréole cuivrée. Aux fesses, aux jambes, ce sont des plaques humides, irrégulièrement arrondies, de 4 à 8 millimètres de diamètre, quelques-unes serpigineuses et longues de plus de deux centimètres. Sous la plante du pied entre les orteils et à la base de ceux-ci, on observe encore des croûtes. — L'enfant est d'ailleurs pâle et son teint est cachectique.

Il n'est pas douteux que cette petite fille ne soit syphilitique ; mais il faut remarquer qu'elle n'a aucune lésion sur la membrane muqueuse buccale.

La nourrice, dont la santé générale est bonne, présente au sein gauche, près du mamelon, une grosseur, rouge, sous-cutanée, du volume d'une petite noix, sans aucune plaie, et assez semblable, en somme, à un gros noyau d'érythème noueux ; au sein droit, à la base du mamelon, est une grosseur semblable encore plus rouge et un peu douloureuse. Du reste, la nourrice n'a aucune ulcération aux lèvres, ni dans la gorge, ni à la vulve ; aucune éruption à la racine des cheveux, ni sur la peau. Sa santé générale est bonne ; son lait, examiné au microscope, offre les caractères d'un lait un peu vieux (il a, en effet, 17 mois), mais je n'y trouve pas de corps granuleux, ni de globules muqueux.

Cette femme est restée en observation à l'hôpital Saint-Antoine ; au bout de quinze jours, son sein était guéri et sa santé excellente ; après un examen complet qui ne révéla aucune manifestation de syphilis constitutionnelle, elle obtint sa sortie.

La nourrice n'a eu qu'un engorgement aux mamelons, et cet accident local était certainement le résultat de la succion. Mais, était-il de nature spécifique, était-ce le commencement d'un chancre qui aurait avorté ? Faut-il admettre, ou que le nourrisson n'a pas infecté la nourrice parce qu'il ne présentait aucune lésion spécifique dans l'intérieur de la bouche ; ou bien que l'engorgement à la base du mamelon, réellement syphilitique, a avorté parce que la succion n'a pas été assez prolongée et a guéri comme l'aurait fait un engorgement ou une plaie simple ? Il est difficile de répondre à ces questions ; bornons-nous à remarquer que l'enfant ayant été allaité deux mois, le délai aurait été plus que suffisant pour que la nourrice fût infectée, si l'enfant avait eu à la bouche une lésion syphilitique, et que c'est probablement l'absence de cette lésion qui a sauvegardé la nourrice.

Les premiers faits que nous avons rapportés concernaient des *syphilis héréditaires*; ceux que nous allons citer maintenant sont des cas de *syphilis acquise*.

OBS. V. — *Syphilis infantile, probablement transmise par la nourrice à l'enfant par embrassements ou attouchements.* — L'enfant M.... (Louise), saine et forte à sa naissance, est confiée le 27 octobre 1845, à la femme B... Les rapports du médecin de la Direction des nourrices sont longtemps favorables; mais au bout de huit mois, le 29 juillet 1846, ce praticien écrit que l'enfant est affectée de *syphilide* et excroissances vénériennes dans les aines et à l'anus. Ces lésions ont commencé par de la rougeur et des croûtes que l'on attribuait au contact des urines, la nourrice laissant fort à désirer au point de vue de la propreté. Les rougeurs et les croûtes disparaissent sous l'influence des bains et des soins hygiéniques, mais il reste, comme preuves de la maladie, les traces des lésions mentionnées ci-dessus, et une *ulcération de caractère syphilitique sur les côtés de la langue.*

La nourrice ne présente aucune manifestation syphilitique au sein, mais elle se plaint d'avoir *mal aux parties*. Le docteur Dupré l'examine et constate l'existence de ce mal sans en préciser la nature.

Le 24 août 1846, l'enfant, revenue de nourrice, est examinée par moi, et présente au pli de l'aine, aux fesses et à la partie supérieure des cuisses, des pustules violacées, et quelques tubercules plats, à surface un peu pseudo-membraneuse, et dont le caractère syphilitique ne paraît pas douteux. La mère de l'enfant ne porte aucune trace de syphilis; elle affirme n'avoir jamais rien eu, et l'examen des parties visibles de l'extérieur du corps ne fait découvrir aucune trace de syphilis actuelle ou ancienne.

Il est à regretter que cette observation manque de détails précis sur les lésions que la nourrice présentait aux parties génitales quand elle a été examinée par le médecin; mais en considérant, d'une part, que cette nourrice ne portait la trace d'aucune lésion au sein, tandis que les parties génitales étaient *malades*; d'autre part, que la syphilis débuta chez l'enfant par l'anus et par les aines, à un âge relativement avancé, à huit mois, époque qui dépasse de beaucoup celle des manifestations de la syphilis héréditaire (comme nous le montrerons plus loin); en considérant enfin la bonne santé de la mère de l'enfant, ne doit-on pas penser qu'il s'agissait bien plutôt d'une transmission par contact de la nourrice? et, comme celle-ci n'avait aucune lésion au sein, et que la maladie du nourrisson ne débuta pas non plus par la bouche, n'est-il pas très probable que la contagion a dû avoir lieu par des attouchements et non poir. par le fait de l'allaitement?

On sait combien la propagation de la syphilis est facile par des contacts de toute nature, avec le défaut de propreté, avec les habitudes de promiscuité qui règnent dans les familles de la campagne. Ici ce sont des enfants qui mangent à la même gamelle, qui couchent ensemble, qu'on lave avec un même linge souillé de liquides virulents; là, des nourrissons portés dans les bras d'autres enfants ou d'autres femmes du voisinage ; là encore, des nourrices qui échangent leur nourrisson ; et, dans tous ces embrassements, tous ces contacts, pour peu qu'un premier sujet soit infecté de syphilis, la maladie se transmet, se propage et se multiplie, au point de simuler des espèces d'épidémies. MM. Petrini, Joly et Facen ont cité des cas où six, sept, huit personnes et plus, ont été ainsi infectées en très peu de temps par l'arrivée d'un seul nourrisson, atteint de syphilis héréditaire, dans un village où jusqu'alors la syphilis était inconnue. (V. Diday, p. 209.)

Nous avions déjà, dans notre précédent mémoire (*Bulletin de la Société médicale des hôpitaux*, tome V, p. 429), rapporté trois observations où les enfants avaient été infectés de cette manière : — Dans l'une (obs. II), la petite fille avait reçu la contagion par les embrassements de sa mère, atteinte de chancre à la bouche. — Dans les deux autres (obs. I et III), les deux enfants avaient été très probablement contaminés par une vieille garde à laquelle ils étaient confiés, et qui portait de nombreuses lésions syphilitiques à la face et en différentes régions du corps.

Tantôt ce sont les doigts d'une garde ou d'une nourrice malade, qui, souillés par le grattage d'une plaque muqueuse, d'un ulcère syphilitique, sont portés, sans avoir été lavés, sur les membranes muqueuses de l'enfant ; tantôt c'est avec la salive que ces mêmes personnes infectées nettoient les orifices naturels des petits innocents confiés à leurs soins. On conçoit facilement la possibilité de ces contagions accidentelles, quand on se rappelle les faits récents et authentiques de transmission de la syphilis par des tubes qui passent d'une bouche à l'autre chez les ouvriers qui soufflent le verre, ou par des sondes d'argent, contaminées et mal essuyées, dans le cathétérisme de la trompe d'Eustache.

La contagion par les nourrices, par les gardes, par d'autres nourrissons atteints de syphilis congénitale, ne sont malheureusement pas la seule origine de la syphilis acquise chez les enfants. La syphilis, communiquée par des *actes immoraux*, n'est chez eux que trop fréquente. L'observation suivante en offre un exemple qui n'est ni nouveau, ni rare.

Obs. VI. — *Syphilis acquise, communiquée par un frère aîné.* — Le nommé G... (Alfred), âgé de 14 ans, entre, le 14 janvier 1863, à l'hôpital des Enfants-Malades, salle Saint-Louis, n° 7. Il y a huit jours qu'il s'est aperçu de l'existence de petits boutons à l'anus et dans la rainure interfessière. Ces boutons se sont vite ulcérés ; ils sont douloureux, avec démangeaison, et empêchent l'enfant de marcher ; lorsqu'il va à la selle, il ressent une vive cuisson.

Il couchait avec son frère aîné avant que celui-ci, âgé de 19 ans, entrât à l'hôpital du Midi (il y a huit jours), et il a dû être infecté par ce frère, ainsi qu'un troisième plus jeune, qui n'est pas venu à l'hôpital, et qui a été soigné chez le père ; il dit ignorer l'origine de son mal ; mais l'anus se dilate assez facilement ; il semble qu'il y ait eu des tentatives de pédérastie. De plus, des plaques muqueuses entourent l'anus et occupent la rainure interfessière. Le pli de l'aine présente de chaque côté de nombreux ganglions, volumineux et douloureux à la pression. Il n'y a point de lésions à la gorge, point d'éruption cutanée, ni de pléiade ganglionnaire cervicale. — Je fais passer en chirurgie ce jeune syphilitique.

La *vaccination* a été signalée comme une voie de transmission de la syphilis aux enfants, et les faits qui ont été publiés dans ces dernières années en Allemagne, en Italie (notâmment ceux de Rivalta), ceux qui ont été communiqués à l'Académie de médecine par MM. Devergie, Hérard, et tout récemment par M. Viennois (*séance* du 11 octobre 1864), ont mis hors de doute la réalité de cette cause d'infection (1). Les deux observations qui vont suivre n'ont pas pour but de confirmer ni d'infirmer la possibilité de la contagion par cette voie ; mais elles montrent, d'une part, que la syphilis constitutionnelle n'est pas un obstacle au développement régulier de la vaccine ; et, d'autre part, que les sujets syphilitiques ne sont pas toujours des *outres virulentes*, chez lesquels la moindre plaie va produire une manifestation syphilitique locale.

Obs. VII. — *Enfant syphilitique ; vaccination régulière ; guérison rapide de la syphilis.* — La nommée G... (Eugénie), âgée de 13 ans, entre, le 24 janvier 1863, à l'hôpital des Enfants, salle Sainte-Geneviève. Elle est atteinte, depuis quinze jours, d'une syphilide papulosquameuse dont l'origine reste inconnue. L'examen de cette enfant fait reconnaître de plus une cicatrice au niveau de la fourchette, une pléiade inguinale, et une adénite cervicale et sous-maxillaire gauche : je note aussi un ganglion sus-épitrochléen.

Cette petite malade se plaint de douleurs ostéocopes dans les membres, et de céphalalgie prononcée surtout pendant la nuit, ainsi que d'un peu de mal de gorge (rougeur sans ulcérations).

Comme cette petite fille n'était pas vaccinée, M. Martineau, interne du service, pratique la vaccination : *les pustules vaccinales se développent régulièrement et ne deviennent pas le siège d'accidents syphilitiques nouveaux.*

La guérison de la syphilis constitutionnelle s'opère rapidement sous l'influence du traitement spécifique ; et l'enfant quitte l'hôpital le 7 mars, six semaines seulement après son entrée.

Obs. VIII. — *Enfant syphilitique ; vaccination et développement régulier de la vaccine ; auto-inoculation du sang et de la sérosité vaccinale ; résultat négatif.* — Un enfant de 2 ans 1/2, atteint de syphilis caractérisée par une roséole et des plaques muqueuses, est vacciné le 24 mai avec du vaccin provenant d'un enfant sain. Deux piqûres sont faites à chaque bras ; puis, avec le sang coulant d'une de ces piqûres, une inoculation est pratiquée sur l'avant-bras gauche.

Dix jours après, le 4 juin, les pustules vaccinales sont volumineuses, entourées au bras gauche d'une auréole inflammatoire assez intense ; elles sont en voie de cicatrisation au bras droit. — L'inoculation faite à l'avant-bras gauche avec le sang n'a donné aucun résultat.

Mon interne, M. Martineau, prend de la sérosité vaccinale à la pustule supérieure du bras

(1) Voy. l'important Rapport de M. Depaul sur la *syphilis vaccinale.* (*Bullet. de l'   mie,* t. XXX, nº 5, décembre 1864.)

gauche, et il pratique deux inoculations à la cuisse et à la jambe gauche. — Le résultat est encore négatif. Aucune de ces auto-inoculations n'a produit d'accident syphilitique local, et les piqûres ne se sont pas transformées en ulcérations rebelles. Pendant tout le temps de cette expérience, l'enfant a suivi son traitement hydrargirique.

§ II. *Epoque du début de la syphilis infantile. — Formes diverses et principaux accidents : pemphigus, coryza, syphilides, lésions osseuses, etc. — Diagnostic des lésions osseuses de la syphilis et de la scrofule.*

Dans des leçons faites à la clinique de l'hôpital des Enfants, sur la syphilis des nouveau-nés et des enfants à la mamelle, j'ai insisté sur l'importance que présentait, au point de vue du diagnostic de la syphilis héréditaire, l'*époque d'apparition des premiers accidents.* Voici ce que l'expérience et mes lectures m'ont appris à cet égard :

1º Il est admis généralement que la syphilis est rarement congénitale : MM. Trousseau et Lasègue ne l'ont jamais rencontrée au moment même de la naissance; M. Huguier en a observé un seul cas à Lourcine, et M. Cullerier deux seulement en dix années. — Cette rareté extrême de la syphilis congénitale n'est un fait parfaitement vrai, que si l'on met en dehors les lésions viscérales et le pemphigus, lequel est, au contraire, un accident bien plus souvent antérieur que postérieur à la naissance, et, en conséquence, tout de suite observé.

2º C'est habituellement *du premier au troisième mois* de la vie extra-utérine que la syphilis se manifeste; au delà, les faits d'éclosion de la maladie deviennent de plus en plus rares; ce n'est plus que par exception que les enfants franchissent le sixième mois sans que l'infection se soit décelée par quelque phénomène caractéristique, et M. Cullerier fixe à un an la limite extrême de son apparition (1). Cette limite me paraît beaucoup trop large, et c'est se rapprocher plus de la vérité que de la réduire à six mois et même à se tenir en deçà, tant les exemples de syphilis héréditaire deviennent rares après trois mois, et tout à fait exceptionnels après six (2). Réunissant à mes 14 observations (3) où la date des premiers accidents a été notée,

(1) M. Desmarres, observant à un autre point de vue, a dit de même : « C'est ordinairement du 8ᵉ au 30ᵈ jour après la naissance que les papules de la roséole syphilitique commencent à se montrer sur le corps et *aux paupières,* qui s'enflamment avec écoulement muqueux. » (*Traité des malad. des yeux,* t. I, p. 626.)

(2) Nous lisons dans l'ouvrage de M. Diday (p. 185) : « J'ai, d'accord avec les meilleures autorités, fixé à trois mois le terme de rigueur ordinaire, à six mois le terme fatal auquel l'enfant paie par des symptômes spécifiques la dette contractée dans le sein de sa mère. »

(3) Dans les 20 observations rapportées dans le présent mémoire, il y en a 12 où l'époque de manifestation de la syphilis héréditaire a été bien indiquée, et l'observation nº 1 contenant à elle seule trois faits, il y aura en tout 14 faits ainsi distribués : *Syphilis héréditaire apparaissant pendant le premier mois :* Obs. I (5ᵉ enfant, à 4 semaines) ; obs. IX, au 20ᵉ jour ; obs. X, au 15ᵉ jour ; obs. XIII, troi-

158 cas de M. Diday, 28 de de Méric, où cette date est également donnée, et 49 de Mayr, où l'époque du début a été indiquée, je suis arrivé à un total de 249 cas, et, sur ce nombre, 118 fois la syphilis s'était montrée dans le premier mois, 217 fois avant la fin du troisième, et cette limite du troisième mois ne fut dépassée que chez 32 malades; c'est-à-dire que, dans près de la moitié des cas, l'affection syphilitique transmise par les parents avait paru avant le premier mois révolu, et, avant le troisième, dans les 7/8es des cas; et la proportion des syphilis où cette période du premier trimestre de la vie était dépassée a été trouvée de 1/8e seulement; d'où cette conclusion que, si le médecin n'a point de renseignements sur la source où la syphilis a été puisée, ou s'il doute sur l'authenticité de ces renseignements, il pourra, s'en rapportant au calcul des probabilités, décider que la syphilis infantile est héréditaire ou acquise suivant qu'elle se sera manifestée avant ou après le troisième mois de la vie (1).

3º Si déjà, en l'absence de renseignements positifs sur l'origine du mal, il est douteux qu'une syphilis qui ne se révèle que passé trois mois, et à plus forte raison passé six ou douze, puisse être rapportée à la syphilis héréditaire (sur les 207 cas de Diday et de Mayr, la limite extrême a été une seule fois seize mois, et une seule fois deux ans), que penser de ces faits racontés par quelques syphilographes des plus autorisés, où la syphilis aurait paru beaucoup plus tard, à l'âge de 5, 10, 15, et même 40 ans (2), et, en raison surtout de la forme tertiaire des accidents en raison du manque de traces d'accidents primitifs, aurait été pourtant considérée encore comme héréditaire?

Qu'il s'agisse de l'état pathologique ou physiologique, la nature a ses lois dont elle ne s'écarte guère; et, quand je vois un grand écart à ces lois, je me demande tout d'abord si l'anomalie apparente est bien réelle; et comme l'homme est plus faillible que la nature, je suis plus disposé à croire, dans ces cas extraordinaires, à un vice

---

sième semaine; obs. XV, premier mois; obs. XVIII, 15 jours. Total : 6 faits. — *Syphilis héréditaire apparaissant entre un et trois mois révolus* : Ob. I (3e enfant, après 1 mois, 4e enfant, à 2 mois); obs. II, à 6 semaines; obs. IV, après 1 mois; obs. XI, à 2 mois; obs. XII, à 2 mois; obs. XIV, à 3 mois. Total : 7 faits, qui, ajoutés aux précédents, donnent en tout 13 faits dans lesquels la syphilis s'est montrée avant le quatrième mois. — *Syphilis héréditaire après le sixième mois* : Obs. XVII (la maladie est évidente à 7 mois 1/2, mais elle a débuté antérieurement, sans qu'on puisse préciser l'époque).

(1) Ce fait nous paraît, comme à MM. Trousseau et Depaul, devoir être pris en considération pour le choix d'un *vaccinifère* : l'absence de syphilis par un enfant âgé de plus de 3 mois, sera non pas assurément une preuve certaine, mais une forte présomption de son bon état de santé ultérieure.

(2) « J'ai en ce moment dans mon service, disait à l'Académie de médecine (octobre 1853) M. Ricord, j'ai un jeune homme de 17 ans qui n'a vu éclore qu'à cet âge les symptômes d'une syphilis tertiaire provenant de ses parents. J'ai vu des sujets chez qui la vérole héréditaire ne s'est manifestée qu'à l'âge de 40 ans. » — « Du moment (remarque à ce propos M. Diday), du moment qu'on adopterait l'idée de vérole héréditaire restant latente jusqu'à 20 ou 30 ans, évidemment ce dogme pourrait servir de couvert à tous les coupables; les fils s'innocenteraient ainsi sans façon aux dépens de leur père, etc. »

dans l'observation, à une méprise de la part de l'observateur. Il est une interprétation qui me semble plus vraie pour les faits précités de syphilis tardive : c'est la méconnaissance d'accidents syphilitiques antécédents, et qui n'ont pas laissé de traces visibles à cause de leur siége souvent insolite. A ces syphilis qui semblent n'éclater au dehors d'une économie contaminée que passé le premier an, dans la seconde enfance, dans l'adolescence et même dans l'âge mûr, et qui débuteraient d'emblée par la période tertiaire ; à ces infections d'origine obscure, imputées à l'hérédité, et que M. Ricord appelle, avec plus d'esprit que de justesse, des *véroles à longue échéance*, il y a, suivant nous, des explications plus simples, à savoir les mensonges des intéressés, les dépravations de la débauche et les sévices de toute sorte auxquels l'innocence de l'enfant est exposée ; ce ne sont pas des syphilis héréditaires, ce sont des *syphilis acquises* par contagion directe (1).

Toutefois, il serait possible que plusieurs de ces cas de syphilis tertiaire, surtout ceux qu'on observe avant la puberté, fussent justement attribuables à l'hérédité ; mais alors il nous paraît plus raisonnable d'admettre que ces jeunes syphilitiques ont eu, peu de temps après la naissance, et sans qu'on en reconnût la nature, les manifestations habituelles de la vérole héréditaire (roséole, plaques muqueuses, etc.) ; en effet, ces manifestations, les exanthèmes principalement, peuvent facilement être méconnues dans leur état ; et comme elles ne laissent, le plus souvent, aucune trace après la guérison, les observateurs, privés de renseignements précis sur l'origine et l'enchaînement des faits pathologiques, sont exposés à juger différemment des accidents ultérieurs, et à en donner une interprétation erronée : on verra une syphilis héréditaire débutant d'emblée par la période tertiaire, là où l'on ne doit voir, selon nous, qu'une vérole héréditaire à la vérité, mais qui a suivi l'évolution naturelle de la syphilis transmise des parents aux enfants.

Dans les faits que nous avons recueillis, la syphilis héréditaire s'est toujours manifestée dans un court délai après la naissance : ainsi, dans l'observation I (après un avortement et un enfant mort-né), le troisième enfant présenta les premiers accidents spécifiques un mois après la naissance, le quatrième au bout de deux mois, le cinquième vers quatre semaines. Dans l'observation II, c'est après six semaines, et dans l'observation IV, après un mois qu'on voit apparaître les symptômes du début ; les observations suivantes (IX et X) sont encore de nouveaux exemples de manifestations précoces (ainsi que les obs. XI, XII, XIII, XIV, XV et XVIII que l'on trouvera plus loin).

Obs. IX. — *Syphilis héréditaire au vingtième jour après la naissance.* — L'enfant S...

___

(1) J'ajouterai que M. Vidal, dans sa thèse d'agrégation *sur la syphilis congénitale* (Paris, 1860), après avoir examiné les faits donnés comme exemples de syphilis tardive, déclare les avoir trouvés tous douteux.

(Joséphine), née le 14 février 1849, est confiée par la Direction des nourrices, le 28 du même mois, à la femme Ch..., que j'avais reconnue saine et ayant un lait de première qualité. La petite fille est, au contraire, faible, atteinte d'ophthalmie, d'érythème des fesses et des cuisses ; elle pèse seulement 2,500 au quatorzième jour après sa naissance (1).

Frappé de la débilité de ce nourrisson, le médecin de la Direction, à Montargis, autorisa la nourrice à allaiter en même temps son propre enfant pour prévenir l'engorgement des seins que la petite fille ne suffisait pas à désemplir, mais il recommande de réserver un sein pour chaque enfant.

Le cinquième jour après l'arrivée de la petite S..., on voit apparaître, chez elle, au pourtour de l'anus et à la partie supérieure des cuisses, des pustules de forme ronde d'un très petit diamètre, qui s'ulcèrent rapidement et présentent un caractère syphilitique évident. Le médecin ordonne à la nourrice de cesser l'allaitement, de peur qu'elle ne soit infectée par le nourrisson, et que la maladie ne passe ensuite à son propre enfant et à son mari.

Dans le cas précédent, la nourrice ne peut en aucune façon être incriminée, puisque après examen attentif, elle ne présentait aucune trace d'affection vénérienne, ni au sein, ni ailleurs, et que son propre enfant, qu'elle avait jusqu'ici allaité, était gros, frais et bien portant. L'époque précoce à laquelle ont paru les premières pustules, c'est-à-dire le cinquième jour seulement après que la petite fille lui avait été confiée, prouve aussi qu'il s'agit d'une syphilis héréditaire.

Un traitement spécifique fut administré à l'enfant, dont l'état s'améliora promptement. J'ajoute, comme preuve nouvelle de la transmission de la syphilis par hérédité, que la mère est une fille-mère à allures suspectes.

L'observation X que nous allons rapporter, et qui est encore un fait de syphilis héréditaire avec manifestation développée dans la troisième semaine, va nous fournir matière à quelques considérations sur la nature et la valeur séméiotique du *pemphigus des nouveau-nés*.

Obs. X. — *Syphilis héréditaire, manifestée au quinzième jour après la naissance (syphilide papulo-squameuse ; pemphigus, etc., guérison rapide.* — L'enfant A... m'est présenté, le 7 juin 1864, à la consultation de l'hôpital des Enfants-Malades ; il est venu au monde, il y a un mois, bien portant, et sans aucune trace d'éruption. C'est seulement il y a quinze jours qu'est apparue une éruption papulo-squameuse, de coloration rose, légèrement cuivrée, qui couvre actuellement la face et les membres ; les régions palmaires et plantaires sont criblées de bulles pustuleuses de *pemphigus* à divers degrés d'évolution ; cette éruption polymorphe est plus abondante aux fesses que partout ailleurs, quelques croûtes d'ecthyma y sont mêlées aux papules. Les organes génitaux sont recouverts de l'éruption sus-décrite ; mais l'orifice de l'urèthre, ni

(1) Douze à quinze cents pesées d'enfants âgés de 2 à 8 jours, que j'ai faites à la Direction des nourrices, m'ont donné pour poids moyen d'un nouveau-né bien portant 3 kil. à 3,500 gram. Ce chiffre de 3,500 gram. représente le poids d'un enfant fort, et celui de 4 kil. (qui n'est pas commun) le poids d'un enfant exceptionnellement fort et gros.

l'anus, ne portent de plaques muqueuses. — Pas de syphilide sur le thorax, ni au cuir chevelu; point de lésion dans l'intérieur de la bouche. Sur la face cutanée de la lèvre inférieure est une large plaque cuivrée sécrétante. Le lobule du nez et les sillons naso-labiaux offrent aussi de larges plaques à fond cuivré, recouvertes d'une mince croûte jaunâtre. — L'amaigrissement est modéré.

L'enfant est allaité par sa mère, qui ne présente pas d'accident au sein, ni aucune trace actuelle de syphilis. Elle avoue cependant que l'an dernier, avant de devenir enceinte, elle a eu à la vulve quelques *ulcérations* avec rougeur et léger écoulement; elle s'est fait cautériser à plusieurs reprises et a pris des pilules pendant trois mois environ. Elle affirme n'avoir eu à la suite ni céphalée, ni maux de gorge, ni chute de cheveux, ni éruption cutanée.

Antérieurement, elle est accouchée d'un premier enfant, qui est aujourd'hui âgé de quatre ans, et depuis lors, elle n'a pas fait de fausse couche.

Le père prétend n'avoir eu d'autre accident vénérien qu'un écoulement, il y a dix-huit ans, alors qu'il était militaire.

L'enfant est mis, le 7 juin, au traitement spécifique par la liqueur de Van Swieten (1/4 de cuillerée à café tous les matins) avec 3 bains de sublimé (1 gr. par bain) par semaine.

Le 18 juin, c'est-à-dire onze jours plus tard, l'enfant nous est ramené; la syphilide a entièrement disparu sur les membres; il ne reste que quelques macules brunes aux faces palmaires et plantaires des mains et des pieds, et des croûtes minces, sèches, brunâtres à la face, autour des ailes du nez principalement.

Que la mère ait été seule infectée, ou que le père l'ait été pareillement et le premier, toujours est-il que ce nouveau-né était atteint de *syphilis héréditaire*. Le pemphigus, tel qu'il s'est présenté, assez précoce dans son invasion, et avec son siége spécial à la paume des mains et à la plante des pieds, etc., est, à lui seul, une preuve de l'infection syphilitique par les parents.

En effet, la nature syphilitique du *pemphigus des nouveau-nés* n'est plus douteuse aujourd'hui, après les recherches de MM. Paul Dubois, Depaul, Hertle (*Thèse de Strasbourg*, 1848), et après celles de MM. A. Ollivier et Ranvier dont le mémoire a été couronné par l'Académie de médecine (*Mém. de l'Acad. de méd.*, 1864, t. XXVI, p. 554). Le pemphigus, alors qu'il est congénital, est donc, sans conteste, un accident de syphilis héréditaire. En est-il de même quand le pemphigus, au lieu d'être manifesté dès la naissance (et il peut dans ce cas être dit *intra-utérin*), ne survient que plus tard, comme par exemple dans l'observation précédente, où il ne s'est montré qu'après une quinzaine de jours? Les faits ont, pour nous, résolu cette question par l'affirmative.

Le meilleur théâtre où l'on puisse observer le pemphigus, soit simple, soit syphilitique, est l'hospice des Enfants-Trouvés, qui recueille, d'une part, les enfants abandonnés à leur naissance, dont quelques-uns sont atteints de syphilis congénitale, et d'autre part, des enfants mis en dépôt temporaire; ces derniers sont généralement âgés de trois à quinze mois, et, pendant le séjour, d'ordinaire assez long, qu'ils font dans l'établissement, ils sont très fréquemment atteints de maladies diverses. J'ai eu occasion d'observer chez eux un plus grand nombre de *pemphigus simple*, qu'à toute autre période de la vie. Je dis pemphigus simple, non-seulement en raison des caractères de l'éruption, mais aussi à cause de l'absence de tout accident concomitant qui fût caractéristique de la syphilis, ou seulement suspect. Or, rien n'est plus facile que de distinguer l'une de l'autre les deux espèces de pemphigus, et leurs caractères différentiels sont parfaitement nets.

L'expérience démontre que le pemphigus simple se manifeste indifféremment sur diverses régions du corps et rarement à la plante des pieds et à la paume des mains, tandis que le syphilitique affecte de préférence ce dernier siége. — Le pemphigus simple est discret, et le nombre de ses bulles varie habituellement de trois à douze; le syphilitique est généralisé, presque confluent et les bulles, très nombreuses, peuvent dépasser la centaine. — Les bulles du premier sont bien rondes, d'un volume inégal, variant du diamètre d'une pièce de 50 centimes à celui d'une pièce de deux francs; elles sont remplies d'une sérosité citrine, qui ne se trouble que par un accident (écorchure, contusion) étranger au fait de l'éruption; celles du second sont irrégulièrement arrondies, petites et d'un volume assez égal, ne dépassant guère celui d'un pois; elles sont remplies de sérosité purulente ou sanguinolente.

Ces caractères seraient déjà suffisants pour le diagnostic; si l'on ajoute la considération de l'époque différente à laquelle se montrent les deux espèces de pemphigus, il n'y a plus d'hésitation possible; le pemphigus simple naît rarement avant l'âge de trois mois, et plus souvent après six; le syphilitique est congénital, ou il apparaît dans les premiers jour de la vie; et si, par exception, il survient à une époque plus tardive, il ne dépasse pour ainsi dire jamais la limite que nous avons assignée aux manifestations de la syphilis héréditaire. Il est superflu d'ajouter que l'un ne s'accompagne point d'accidents de syphilis constitutionnelle, tandis que l'autre ne tarde pas à en être suivi, si ces accidents ne se sont pas déjà développés simultanément.

En résumé, le siége des bulles aux régions palmaire et plantaire des extrémités, ainsi que leur apparition précoce, sont les deux caractères fondamentaux du pemphigus syphilitique; le second de ces caractères nous semble avoir une valeur telle que, dans des cas douteux, nous serions disposé à reconnaître l'éruption pour syphilitique ou pour simple, selon que l'éclosion en aurait été précoce ou tardive.

Les observations qui vont suivre nous occuperont surtout au point de vue de la *forme* que revêtent les manifestations diverses *de la syphilis infantile*.

Parmi les éruptions cutanées, nous rencontrons le plus souvent la roséole, la syphilide papulo-squameuse, le psoriasis, les plaques muqueuses, etc.

Nous avons déjà noté la *roséole* dans les observations I et VIII, et nous la retrouverons dans plusieurs des faits subséquents (obs. XIV, XV et XIX). — Le diagnostic de la roséole syphilitique est ordinairement facile, à cause de sa teinte cuivrée caractéristique ; on peut en dire autant de la *syphilide papuleuse.*

Pour le *psoriasis*, ce caractère de l'éruption ne suffirait pas, car on sait que le psoriasis simple offre des nuances variées, et souvent assez semblables aux taches cuivrées, pour que la coloration puisse induire en erreur. Il faut donc chercher une autre base au diagnostic : une première considération peut être invoquée, c'est la rareté du psoriasis simple chez les nouveau-nés ; cette affection, qui nous a paru à peu près aussi fréquente dans la seconde enfance que dans l'âge adulte, devient réellement exceptionnelle dans la première enfance, et je ne me rappelle point en avoir observé un seul cas chez les sujets au-dessous de 2 à 3 ans (1). Au contraire, le psoriasis, en tant que manifestation de la syphilis, est commun dans les premiers mois, dans les premières semaines de la vie.

Un autre caractère distinctif du psoriasis syphilitique peut être tiré du siége occupé par l'éruption. Nous avons déjà mentionné, à propos du pemphigus spécifique, la prédilection particulière des bulles pour les régions palmaire et plantaire des extrémités des membres. La même particularité peut être notée pour le psoriasis : c'est également à la paume des mains et à la plante des pieds que se développe l'éruption squameuse quand elle est de nature syphilitique ; le psoriasis simple, au contraire, se développe surtout aux coudes, aux tibias, à la surface des membres ou du tronc. On trouvera des exemples de cette localisation spéciale dans les obs. XI et XII.

Obs. XI. — *Syphilis héréditaire deux mois après la naissance (psoriasis palmaire, coryza). — Syphilis de la mère (syphilide au sein exclusivement).* — Un petit garçon de cinq mois, assez chétif, nous est présenté le 22 avril 1864 ; il a des manifestations multiples de *syphilis héréditaire* (érythème ; herpès avec croûtes sèches jaunâtres sur les joues, sur les sourcils ; perte des cils ; coryza spécifique ; psoriasis de la paume des mains ; érythème et herpès des fesses). Les premiers accidents ont débuté, deux mois après la naissance, par la paume des mains, la plante des pieds et l'anus ; quinze jours après, ils ont été suivis de coryza, sans qu'il y ait eu, et sans qu'il y ait maintenant de lésion buccale.

L'enfant était faible à sa naissance ; il a eu, le premier mois seulement, et avant les lésions cutanées, de la diarrhée qui a cessé depuis longtemps. Les boutons paraissent avoir été plus nombreux qu'ils ne le sont à présent.

La mère porte encore au sein les traces d'une éruption qui est survenue, dit-elle, un mois après l'allaitement ; les mamelons sont intacts ; mais, sur chaque sein, on compte encore huit à dix boutons violacés ou rouges, qui ont suppuré et qui paraissent des reliquats d'herpès ou d'ectbyma syphilitique. Elle prétend ne s'être aperçue d'aucune écorchure aux parties, et elle

(1) M. le docteur Isambert a cependant observé, chez un enfant de 6 mois, un psoriasis qui couvrait les cuisses et le dos, et qui disparut en quelques jours par la liqueur arsenicale de Fowler, après avoir été traité inutilement par la liqueur de Van Swieten.

n'a ni mal de gorge, ni adénopathie cervicale, ni alopécie ; mais, en Espagne, elle aurait pris du sirop de salsepareille et une poudre blanche qui la faisait saliver. Quant à l'enfant, on ne l'a traité que par des bains simples ; son état s'est, du reste, amélioré sous l'influence du traitement spécifique que suivait la mère. Je prescris liqueur de Van Swieten à l'intérieur, bains de sublimé et pommade au calomel, en conseillant à la mère de continuer aussi la médication commencée.

Bien que l'étiologie de cette double syphilis ne soit pas complétement éclaircie, il est plus que probable que la mère a été primitivement infectée, puisque les accidents du sein ont apparu un mois avant ceux de l'enfant, et que celui-ci n'a pas eu à la bouche de lésions qui aient pu se transmettre à la mère (on sait d'ailleurs que celle-ci jouit, vis-à-vis de son enfant, d'une immunité particulière). L'enfant paraît avoir reçu la maladie héréditairement, puisque les premiers symptômes spécifiques se sont montrés aux extrémités des membres.

Obs. XII. — *Syphilis héréditaire à deux mois ; coryza, plaques muqueuses, squames dans la paume des mains, etc. ; — guérison rapide.* — La nommée Al... (Louise), âgée de 3 mois 1/2, est présentée à la consultation de l'hôpital des Enfants-Malades, le 25 septembre 1863. Cette enfant, née à terme, mais très petite et faible, a été *enrhumée du cerveau* depuis sa naissance ; elle avait bon teint, cependant, la peau de la face n'ayant point cette coloration bistre, enfumée, qui est si souvent le cachet spécial de la syphilis congénitale, et sur laquelle M. le professeur Trousseau a si justement insisté. C'est surtout à la fin du deuxième mois que l'écoulement nasal est devenu abondant, et que la respiration a pris un timbre nasonné. A peu près à la même époque, on a remarqué que l'enfant *se coupait* dans le pli de l'aine et dans les sillons des fesses ; bientôt on a vu, dans cette région, des boutons rouges qui se sont transformés en ulcérations et qui ont persisté jusqu'à présent.

En ce moment, à l'âge de trois mois et demi, six semaines après l'apparition des accidents, on observe un écoulement sanguinolent qui se fait par les deux fosses nasales, dont l'orifice est couvert de croûtes. Aux fesses, autour de l'anus, à l'orifice de la vulve, au pli des cuisses, se voient des ulcérations avec quelques papules non ulcérées aux jarrets.

Il n'y a rien à la plante des pieds ni aux orteils ; mais la face palmaire des mains est violacée, ridée et couverte de petites écailles qui paraissent être les restes d'un psoriasis. Les ganglions inguinaux sont peu volumineux.

A la commissure gauche des lèvres existent de petites érosions et une fissure (l'enfant a eu du muguet). Pas de lésion dans la gorge ; adénopathie cervicale assez développée. La tête est dépouillée de cheveux.

Quant aux antécédents héréditaires, la mère paraît saine, sauf un peu d'adénopathie cervicale. Elle dit pourtant avoir eu, pendant sa grossesse, des boutons ulcérés aux parties, et son mari est militaire et avoue avoir eu la syphilis.

Le 25 septembre 1863, on commence le traitement spécifique (liqueur de Van Swieten ; poudre de calomel et d'amidon) ; dès le 2 octobre, le coryza est moins fort, et quelques ulcérations sont déjà sèches. La poudre est remplacée par une pommade au calomel. — Le 16, les plaques muqueuses ont disparu ainsi que le coryza. La diarrhée a cessé; l'enfant reprend visiblement; elle est plus gaie, plus grasse (on continue le traitement). — Le 23, la place des plaques muqueuses n'est plus marquée que par des rougeurs; l'état général est très satisfaisant.

Comme pour le pemphigus, comme pour le psoriasis, le siége spécial de l'éruption à la paume des mains ou à la plante des pieds peut devenir un caractère important dans la diagnose de la nature spécifique de l'*herpès*.

Obs. XIII. — *Trois semaines après la naissance, syphilis (héréditaire?).* — *Herpès circiné de la paume des mains.* — La petite fille Z..., âgée de six mois, m'est présentée, le 17 juin 1864, à la consultation de l'hôpital des Enfants. Elle est (et surtout elle a été) atteinte d'accidents syphilitiques dont il est assez difficile de préciser l'origine; car, d'une part, la mère assure n'avoir jamais eu, ni avant, ni pendant sa grossesse, aucune espèce de boutons aux parties, et je ne constate chez elle ni mal de gorge, ni adénopathie cervicale, ni syphilide apparente. De même pour le père, qui est musicien ambulant, et qui accuse seulement une blennorrhagie à l'âge de 20 ans.

Cette enfant est née au septième mois de la grossesse; à la naissance, elle ne présentait rien de particulier; elle a été nourrie au biberon; ce n'est qu'*au bout de trois semaines* que la mère aperçut une *éruption* qui débuta par la *paume des mains,* puis se montra à la *plante des pieds* et aussi à la partie supérieure du front. A la même époque, elle a eu un coryza intense.

De ces lésions, il ne reste aujourd'hui à la face palmaire des deux mains qu'une éruption semblable à un herpès circiné, et, à l'anus, une petite plaque muqueuse.

Quelque obscurs que soient les antécédents de santé du père et de la mère, la circonstance de la nourriture au biberon au lieu de l'allaitement maternel ou par nourrice, ne permet guère de soupçonner autre chose qu'une *syphilis héréditaire* se manifestant trois semaines après la naissance. La nature spécifique de l'éruption, semblable à celle de l'herpès, est surtout déterminée par son siége.

Nous n'avons rien à dire de particulier sur les éruptions papuleuses, ou papulosquameuses, sur les plaques muqueuses, qui sont notées dans presque toutes nos observations. L'*ecthyma* (je ne parle pas de l'ecthyma non spécifique, lequel peut se développer dans la cachexie syphilitique au même titre qu'il est l'accompagnement fréquent de toute cachexie chez les très jeunes sujets), l'ecthyma est une forme moins commune de la syphilis infantile; il en est pourtant question dans l'obs. X, et en voici un nouvel exemple :

Obs. XIV. — *Enfant-trouvé âgé de 3 mois; syphilide papuleuse; roséole et ecthyma.* — L'enfant Gaud, âgé de 3 mois, entré à l'hospice des Enfants-Trouvés le 2 février 1851, est assez vigoureux et n'a aucune lésion apparente des organes essentiels. On remarque, aux membres inférieurs, une éruption papuleuse cuivrée et des taches brunes à la partie antérieure des jambes

et des cuisses. Aux fesses et à la partie postérieure des cuisses s'observent des *pustules d'ecthyma ;* ces diverses éruptions ont manifestement le caractère syphilitique. — Il n'y a d'ailleurs ni coryza, ni angine. — Les antécédents de santé de l'enfant et des parents sont forcément inconnus.

Cet enfant passe en chirurgie le jour même de son admission.

L'ecthyma syphilitique est, du reste, très difficile à diagnostiquer et à distinguer de
celui dont je parlais tout à l'heure, et qui survient chez les enfants cachectiques,
quelle que soit la cause de leur cachexie ; dans l'un comme dans l'autre naissent, en
assez grand nombre, des pustules qui s'ulcèrent, se creusent et présentent des bords
taillés à pic, comme à l'emporte-pièce. Ce n'est que par les symptômes spécifiques
concomitants qu'il sera possible de juger de la nature véritable de l'éruption : dans le
cas ci-dessus, par exemple, c'était une roséole qui mettait sur la voie du diagnostic
et en établissait la certitude.

Une des manifestations les plus fréquentes, je dirais volontiers les plus constantes,
de la syphilis héréditaire, est le *coryza* spécifique : nous l'avons déjà rencontré dans
les observ. I, II, IX, XI, XII, coïncidant avec diverses syphilides ; nous avons signalé
(obs. II) la part qu'il peut avoir dans la transmission de la syphilis de l'enfant à la
nourrice ; nous avons reconnu, comme M. Diday, l'extrême gravité de cette affection,
gravité qui tient soit à la gêne extrême que la lésion des fosses nasales apporte à
l'allaitement et à la respiration (surtout chez un nouveau-né le plus souvent chétif
dès la naissance) ; soit peut-être à une espèce d'intoxication qui serait produite par
l'aspiration des gaz fétides dégagés des parties malades. Quelle qu'en soit la cause,
il n'est que trop certain que cette manifestation de la syphilis suffit à déterminer la
mort, ou du moins a une grande part dans la terminaison fatale. Voici des observations à l'appui :

OBS. XV. — *Syphilis héréditaire ; coryza , roséole, etc.; mort rapide : à l'autopsie, pas de
lésions viscérales.* — La nommée C... (Fanny), née le 30 mars 1851, entre à l'hospice des
Enfants-Trouvés, le 29 avril, avec les symptômes manifestes d'une *syphilis constitutionnelle,*
tels que roséole, plaques muqueuses et *coryza* spécifiques. Elle succombe à deux mois.

A l'*autopsie,* on ne trouve aucune lésion viscérale caractéristique de la syphilis. Le thymus
est petit et sain. Les ganglions bronchiques sont également petits et sans altération ; le poumon droit présente, à la partie supérieure de ses lobes, un engouement pneumonique, et le
poumon gauche est également congestionné à la base (bronchio-pneumonie simple et peu étendue). Le foie est rougeâtre, plutôt dur que ramolli ; il n'est point augmenté de volume, non
plus que la rate. Le cerveau est anémique.

Chez ce nouveau-né, la syphilis a été la cause de la mort plutôt par la cachexie
qu'elle a produite que par une lésion organique déterminée. La bronchio-pneumonie,

quoique peu étendue, a dû ne pas être sans influence sur l'issue de la maladie : cette bronchio-pneumonie est une terminaison très fréquente du coryza simple ou syphilitique chez les nouveau-nés et chez les enfants à la mamelle : l'inflammation de la membrane muqueuse des fosses nasales, qu'elle soit franche ou qu'elle soit spécifique, a une grande tendance à se propager par voie de contiguïté, et la bronchite, ainsi que la pneumonie lobulaire consécutives, sont un des accidents le plus à redouter dans le coryza, quelle qu'en soit la nature.

Dans le fait suivant, le coryza a été évidemment le prélude et la cause de la pneumonie ; faut-il voir dans celle-ci une suite ordinaire de la phlegmasie des fosses nasales, ou faut-il considérer comme syphilitiques les lésions pulmonaires trouvées à l'autopsie ? Je ne pense point que cette dernière supposition soit la vraie : les altérations des parties de poumon qui sont dites (obs. XVI) « carnifiées, avec densité du tissu et coloration analogue à celle de la chair d'anguille, » sont bien les altérations ordinaires de la pneumonie lobulaire des enfants, dans les lobules indurés chroniquement ; c'est aussi leur siége habituel (en arrière, au bas du lobe supérieur et au haut du lobe inférieur) ; et enfin on ne saurait y voir ces *gommes* du poumon, qui sont constituées par un tissu d'un blanc d'ivoire, tissu fibro-plastique dans lequel on ne reconnaît aucune trace du parenchyme. — J'ajouterai, d'ailleurs (puisque l'occasion s'en présente) que, depuis quelques années, depuis qu'on étudie davantage la syphilis viscérale, il me semble qu'on abuse beaucoup des gommes du poumon, et qu'on attache, dans certains cas, cette dénomination à des lésions qui ne la méritent guère, à des masses de tubercules crus, par exemple.

Obs. XVI. — *Syphilis infantile ; coryza, éruption spécifique ; pneumonie mortelle ; — pas de lésions viscérales caractéristiques de la syphilis.* — L'enfant G... (Antoine), âgé de 2 mois, est reçu à la crèche de l'hospice des Enfants-Trouvés, et passe à l'infirmerie trois semaines plus tard ; dès son entrée à la crèche, il était affecté de coryza et de toux. Le 3 mai 1852, je constate, sur les fesses et au pourtour de l'anus, une éruption datant de quelques jours, et constituée par des vésicules qui se sont vite rompues, et ont été remplacées par des plaques saillantes recouvertes d'une croûte mince et légère.

L'enfant est atteint de diarrhée avec selles vertes, enduit blanc épais sur la langue ; lèvres sèches, fendillées ; rougeur de l'arrière-gorge, sans lésions spécifiques. — Il tette mal et s'étouffe ; à l'auscultation, il y a peu d'expansion pulmonaire, et l'on perçoit quelques bulles de râles disséminées ; à la percussion, peu de sonorité thoracique ; dyspnée ; 160 pulsations. — Mort le 5 mai.

Autopsie le 6 mai. — Poumon droit : carnification de la partie postérieure du lobe inférieur et de la base du lobe supérieur ; le poumon gauche offre également quelque point de carnification. Le tissu carnifié n'est pas insufflable, il est dense et pâle comme de la chair d'anguille. Les ganglions bronchiques ne sont pas tuberculeux. Le larynx est pâle, mais sain. Le thymus, encore visible, est sans altération. — Le foie est congestionné, brun, violacé. La rate est noirâtre, dure, d'un volume moyen. L'intestin ne présente pas d'altération à l'intérieur. — Le cerveau est pâle. — Les fosses nasales sont très rouges. Les méats, qui séparent les cornets, sont remplis de muco-pus. On ne voit, toutefois, ni ulcérations, ni pseudo-membranes, ni *altération* profonde *des os.*

Autant le coryza est commun, autant est rare la *laryngite dans la syphilis* des nouveau-nés. Le fait suivant nous a paru en être un exemple. Les altérations du larynx qui y sont décrites (ulcération de la membrane muqueuse et carie du cartilage) peuvent d'autant plus être rapportées à la laryngite de cause syphilitique, que, chez les très jeunes sujets, les phlegmasies chroniques du larynx avec lésions des parties cartilagineuses (que ces phlegmasies soient simples ou consécutives à la fièvre typhoïde, aux tubercules), sont tout à fait exceptionnelles.

OBS. XVII. — *Éruption ulcéreuse syphilitique; laryngite syphilitique; pneumonie, mort.* — Louise Och…, née le 23 mars 1851, reçue à l'hospice des Enfants-Trouvés le 12 novembre 1854, est considérée comme suspecte dès son admission, parce qu'elle porte des ulcérations aux fesses (on ne peut savoir depuis quand). Elle a, trois semaines après, de la diarrhée, qui bientôt diminue, et de la toux, après la cinquième semaine.

Je l'examine le 19 décembre, et je constate de la toux, des cris un peu étouffés et rauques, de la fréquence du pouls; pas de bruits anomaux dans le thorax, sauf un peu de rudesse du murmure respiratoire. La langue paraît dépouillée de son épiderme à la base; on note aussi un eczéma derrière l'oreille droite. — Le 22, les ulcérations des fesses sont plus étendues, grisâtres, comme taillées à pic. La voix est très rauque; diarrhée (vin aromatique sur les ulcérations et poudre de quinquina). — Le 23, forte fièvre, souffle bronchique et râles sous-crépitants dans le côté droit du thorax; le 26, extension de la bronchio-pneumonie à gauche; voix et cris éteints. Écoulement de mucosités peu consistantes par les fosses nasales. — Mort, le 28 décembre.

Autopsie. — Encéphale : les méninges contiennent une quantité notable de sérosité citrine ; mais la substance cérébrale est d'une bonne consistance et ne présente rien de remarquable. Les organes abdominaux sont d'une grande pâleur. Le foie, surtout, est d'un jaune pâle, d'un aspect gras; il est volumineux, non ramolli. Le poumon gauche est engoué dans son lobe inférieur, et, par points, hépatisé, avec des taches apoplectiformes sous-pleurales. Le droit présente aussi quelques points d'engouement à la base. — Pas de tubercules ni dans le parenchyme, ni dans les ganglions bronchiques.

Le *larynx* est le siége d'altérations notables ; incisé dans sa longueur, il offre sur sa partie médiane, à la hauteur de la glotte, entre les cordes vocales inférieures et supérieures, une teinte verdâtre qui contraste avec la blancheur du reste de la membrane muqueuse. A la partie supérieure et au milieu de l'angle rentrant formé par les deux lames du cartilage thyroïde, on voit un petit pertuis, gros comme une tête d'épingle, qui communique avec un foyer dont les parois sont formées : en arrière par la muqueuse laryngée, en avant par la membrane hyo-thyroïdienne, laquelle est verdâtre et perforée à gauche. Ce foyer, dont la capacité représente le volume d'un gros pois, est rempli de pus et de matière cartilagineuse cariée. Le pus a fusé jusqu'au muscle crico-thyroïdien gauche dont il baigne la partie supérieure et postérieure. Le muscle, en cet endroit, est verdâtre et commence à subir la même altération que la membrane hyo-thyroïdienne. Outre ce point carié, le cartilage thyroïde est encore, en avant et en arrière, dépouillé de sa membrane dans l'étendue de 3 à 4 millimètres : il présente une coloration bleu-verdâtre, et à la ligne médiane, on voit un trou de la grosseur d'un petit pois, qui semble fait à l'emporte-pièce.

Il y a encore quelques traces du thymus, sans abcès d'ailleurs. Les *fosses nasales* ne présentent pas d'ulcérations de la membrane muqueuse, ni des lames osseuses. On n'y retrouve que des mucosités un peu épaisses.

Une autre manifestation de la syphilis infantile est l'*onyxis*, et cet accident, assez rare d'ailleurs, a, lorsqu'il existe, une grande valeur pour le diagnostic parce qu'il appartient presque exclusivement à la syphilis, et n'est que par exception l'expression de l'herpétisme ou d'une autre cachexie chez les très jeunes sujets.

OBS. XVIII. — *Syphilis vers le quinzième jour ; coryza, plaques muqueuses ; onyxis. — Guérison rapide.* — L'enfant X…, âgé de 5 mois 1/2, est présenté à ma consultation de l'hôpital de Enfants, le 7 août 1863. Il a des plaques muqueuses humides à l'anus ; des adénopathies inguinale et cervicale et de l'*onyxis*, toutes lésions caractéristiques de la syphilis. La santé générale ne semble pas autrement altérée.

Pour les antécédents, on se rappelle que l'enfant a eu un coryza, quinze jours après sa naissance, et que huit jours plus tard il avait des boutons. La mère ne présente pas de trace de syphilis ; on n'a pas de renseignements sur la santé du père ; il est militaire.

Je prescris un traitement par la liqueur de Van Swieten (une cuillerée à café par jour) et par les bains de sublimé.

L'enfant est ramené le 4 septembre ; il a suivi le traitement spécifique depuis près d'un mois ; les plaques muqueuses ont disparu ; l'enchifrènement est très léger. Il ne reste plus que de l'onyxis (les ongles tombèrent quelques jours après) ; il y a un peu de bronchite qui fait suspendre les bains de sublimé, et on les reprend le 11 septembre. — L'amélioration continue.

Lésions osseuses ; diagnostic de la syphilis et de la scrofule. — Tous les auteurs s'accordent à reconnaître la rareté des lésions qui portent sur le système osseux dans la syphilis infantile. Rappelons d'abord que ces altérations des os ne se rencontrent presque jamais dans la syphilis congénitale ; M. Diday a consigné dans son livre le petit nombre des faits qu'il a trouvés dans les auteurs spéciaux. — Ces observations sont au nombre de six (et toutes ne sont pas assez explicites pour que la nature syphilitique de l'altération osseuse soit incontestable) ; dans un fait de M. Laborie (*Séance de l'Académie de médecine*, du 1er juillet 1851), dans un autre de M. Cruveilhier (*Anat. pathol.*, 15e observ.), dans un troisième de Rosen, et dans ceux de Doublet et Mahon (cités par Bertin, p. 69), il s'agit de caries ou de nécroses qui auraient succédé à des gommes suppurées, ou à des ulcérations des fosses nasales ou de la voûte palatine. Deux faits de Bertin sont plus positifs et mentionnent des périostoses; enfin M. Vidal a rapporté une observation d'Underwood (*Traité des maladies des enfants*, p. 361), où il s'agit d'une exostose du crâne chez un enfant, et une autre de M. Cullerier (*Société de chirurgie*) où ce savant syphilographe dit avoir vu comme première manifestation de la syphilis congénitale « des maladies des os et du tissu cellulaire (1). »

La léthalité de la syphilis héréditaire, dans les cas où elle est intense, profonde et lorsqu'elle n'est point traitée; inversement, la guérison facile et complète de cette même affection quand les accidents sont simples, superficiels et traités à temps; la fréquence d'autres maladies mortelles qui assiégent la première enfance et abrégent la vie en ses commencements; voilà qui explique de reste le peu de chances qu'aura le praticien d'observer ultérieurement des exemples d'accidents tertiaires.

Pour ce qui est de la syphilis acquise, chez les sujets de la première ou de la seconde enfance, les cas sont également rares, dans lesquels on rencontre des lésions osseuses, et, lorsque l'on constate celles-ci, il est souvent très difficile d'en déterminer positivement l'origine, parce qu'il n'est pas commun d'assister aux diverses phases de l'évolution de la maladie, phases que peuvent séparer de longs intervalles, et aussi parce qu'il est difficile d'être exactement renseigné sur cette évolution.

Dans quelques circonstances, on est plus favorisé dans son observation, et la marche de la syphilis et de ses diverses périodes étant plus rapide encore qu'elle ne l'est d'habitude chez les jeunes sujets, il peut arriver que l'on constate simultanément sur le même enfant les accidents primaires, secondaires et tertiaires : c'est un de ces faits exceptionnels que j'ai rapporté dans mon premier travail sur la syphilis infantile; et je vais le rappeler sommairement, en le complétant par des détails sur la marche ultérieure de la maladie et sur les lésions curieuses et inattendues qui furent rencontrées à l'autopsie.

Obs. XIX. — *Syphilis acquise : simultanéité des acccidents de la triade syphilitique; cumul des diathèses syphilitique et scrofuleuse.* — C'était, comme je l'ai dit dans la première partie de l'observation déjà publiée (*Bull. de la Soc. méd. des hôp.*, tome V, p. 432), une petite fille de 2 ans, qui, ayant été embrassée par sa mère, atteinte de chancre induré de la lèvre inférieure, avait contracté un chancre au frein de la lèvre supérieure, avec adénopathie sous-maxillaire. Elle présenta, peu de temps après, une roséole à teinte cuivrée et des plaques muqueuses à la vulve et à l'anus, puis des exostoses à la partie inférieure et interne des deux humérus,

---

(1) Nous trouvons aussi dans l'ouvrage de M. Desmarres (*Traité des maladies des yeux*, 2ᵉ édit., t. I, p. 626) la mention d'un enfant atteint de syphilide papuleuse, d'écoulement muqueux par les divers orifices, et chez lequel, « deux abcès qui s'étaient formés, l'un sur le pariétal, l'autre sur l'occipital, ne guérissaient point. Ces os étaient évidemment malades, et ce ne fut qu'après la sortie de parties osseuses assez larges que la guérison fut enfin obtenue. » — Notre distingué collègue, M. Alf. Fournier, m'a dit avoir rencontré, chez des nouveau-nés, plusieurs exemples de syphilis osseuse; il doit les communiquer à la Société.

et à la face supérieure et antérieure du tibia gauche, exostoses accompagnées de douleurs ostéocopes nocturnes, de sorte que l'on constatait, chez cette enfant, les *accidents réunis de la triade syphilitique*. M. Ricord, qui voulut bien voir cette malade, confirma le diagnostic porté. Cette petite fillette avait, en outre, sur les deux bosses frontales, deux tumeurs dont la saillie formait comme des espèces de cornes; elles avaient le volume d'une noisette et étaient de consistance demi-molle, sans changement de couleur à la peau. Je regardai ces tumeurs comme de même nature que les autres, c'est-à-dire comme des gommes, tandis que M. Ricord, les jugeant plutôt de nature scrofuleuse, voyait dans ce fait non-seulement un exemple de triade syphilitique, mais encore un exemple de *cumul des deux diathèses*. L'autopsie que je fis plus tard démontra qu'il s'agissait, en effet, d'ulcères scrofuleux. On trouvera tout à l'heure la description des lésions osseuses, à propos desquelles je reviendrai pour établir le diagnostic différentiel des gommes syphilitiques du crâne et des autres lésions osseuses de cette même région.

Les premiers effets du traitement antisyphilitique mixte (iodure de potassium à l'intérieur; poudre d'amidon et de calomel sur les plaques muqueuses et les lésions cutanées) avaient amené la guérison rapide des accidents siégeant sur la peau et les membranes muqueuses, et fait disparaître presque entièrement les périostoses des membres. Les tumeurs frontales avaient seulement un peu diminué de volume, et deux éminences beaucoup plus petites, mais de même apparence, s'étaient montrées à côté des premières. Tel était l'état de l'enfant au 12 août 1863, lorsque nous l'avions présentée à la Société médicale des hôpitaux.

Pendant le long séjour de la petite malade à l'hôpital, survint consécutivement une série d'accidents qui confirmèrent de plus en plus l'idée émise par M. Ricord, à savoir que les tumeurs frontales étaient de nature scrofuleuse; ces tumeurs devinrent plus molles, fluctuantes et abcédèrent, en même temps que d'autres petits abcès, se montrèrent sur la tête dans le voisinage; l'enfant devenant de plus en plus anémique, l'iodure de fer fut substitué à l'iodure de potassium.

Du 20 au 25 septembre, après une varioloïde, et un érysipèle développé autour des bosses du front, une suppuration continue s'établit au niveau d'une des tumeurs ouvertes, et un stylet introduit dans la fistule permit de reconnaître que l'os frontal était dénudé et présentait une surface rugueuse et dure.

Du 28 septembre au 8 octobre, bronchite intense et tenace, avec fièvre, râles muqueux abondants; cette bronchite guérit, et l'état général paraît s'améliorer; mais la fistule suppure toujours et la petite fille est prise, sans cause connue, d'une convulsion généralisée qui dure une demi-heure.

Le 28, la corne gauche du front est ouverte à son tour, et le stylet permet de constater, comme à droite, une nécrose étendue de l'os frontal.

Du 4 au 20 novembre, rougeole, qui sort mal, et se complique de bronchio-pneumonie généralisée double.

La suppuration des fistules frontales continue; elle est très abondante et épuise la petite malade; à la fin de novembre survient de la fièvre hectique; la congestion pulmonaire persiste. L'enfant s'affaiblit de plus en plus, et succombe le 26 décembre avec tous les phénomènes d'une *pneumonie secondaire*, que sa longue durée fait regarder comme *tuberculeuse*.

A l'*autopsie*, on trouve les lésions de la phthisie aiguë entée sur une tuberculisation chronique : des tubercules et des granulations dans presque tous les organes, dans les poumons, dans la rate, les reins, et dans les ganglions bronchiques, mésentériques et aussi dans les ganglions sous-maxillaires. — Le foie est gras et volumineux. — L'os frontal présente des ulcérations de la table osseuse externe. Au milieu de ces ulcérations se voit une matière caséeuse jaunâtre, qui n'est autre chose que du tubercule, ayant amené une nécrose de l'os. Autour de ces tubercules, l'os présente une dureté considérable ; une des ulcérations a perforé la table interne, mais les méninges ne sont pas atteintes. Sur les autres parties du crâne, on trouve de petites taches blanches qui semblent être de la matière tuberculeuse en voie de développement.

Je ne reviendrai pas sur les considérations que j'ai émises à propos de l'observation précédente relativement à l'origine et à la succession des manifestations syphilitiques, à la rareté des accidents tertiaires dans la syphilis infantile, et surtout à la marche des phases de la maladie chez cette petite fille, marche si rapide qu'il y avait véritablement simultanéité des trois périodes, ce qui constitue un fait très exceptionnel. Je veux seulement mettre en relief les *difficultés du diagnostic* dans quelques cas de *lésion du système osseux* chez les très jeunes sujets syphilitiques.

Par exemple, pour les *exostoses* et les *périostoses* des extrémités supérieures ou inférieures, et principalement celles du tibia, comment juger sûrement de leur nature ? Comment apprécier rigoureusement les exacerbations nocturnes de la douleur chez un enfant qui, sans pouvoir exprimer par la parole ou par le geste le siège précis de son mal, traduit uniformément par des cris ses nombreux malaises physiques et ses petits chagrins de chaque heure (on avait pu cependant, chez cette petite fille, constater d'une manière assez certaine l'acuité plus grande des douleurs ostéocopes pendant la nuit).

Il existe chez les sujets de la première enfance une maladie qui crée, chez eux, une difficulté de plus que chez les adultes, pour ce diagnostic des exostoses et des périostoses spécifiques, c'est le *rachitisme aigu*. On sait que, dans cette forme de l'ostéomalacie, les os peuvent être non seulement gonflés à leurs extrémités, mais encore dans leur longueur, et que le tibia, entre autres, est augmenté de volume et douloureux (caractères plus sensibles à sa face antérieure), de même que dans une exostose syphilitique. La douleur, que le mouvement exagère, peut même être spontanée ; toutefois, elle ne présente pas alors d'exacerbation nocturne. On reconnaît d'ailleurs la nature de ce gonflement des os à son siége prédominant aux extrémités, puis à l'extension du rachitisme à tout le système osseux, principalement au crâne, où il retarde l'occlusion des fontanelles, et au thorax, dont on connaît les déformations caractéristiques (aplatissement latéral des côtes, saillie du sternum et nodosités en chapelet des articulations chondro-costales.

Les lésions osseuses de la *scrofule* se distinguent d'ordinaire sans peine de celles qui appartiennent à la syphilis ; mais quand les lésions occupent la région crânienne, siége rare de la scrofule, et, par contre, siége commun de la syphilis chez les adultes, le diagnostic devient plus difficile, comme on a pu justement le voir dans l'observation que nous venons de rapporter, dans laquelle l'erreur était d'autant plus aisée que les lésions osseuses des deux diathèses se trouvaient réunies. Dans ces cas douteux, c'est presque toujours l'existence d'une lésion identique dans un autre point du système osseux qui révèle la nature véritable du mal, indépendamment des inductions tirées de l'étiologie et de la marche des accidents. Ainsi, cette année, j'ai montré plusieurs fois, à la Clinique de l'hôpital des Enfants, une petite fille de 18 à 20 mois, dont le front et les parois du crâne étaient couverts de quatre à cinq tumeurs molles, sans changement de couleur à la peau et sans ulcération du tégument. Comme, d'une part, elle ne présentait aucune trace de lésion syphilitique, et que, d'autre part, il y avait à l'apophyse mastoïde un abcès qui allait s'ouvrir spontanément, un autre abcès froid à l'un des poignets, et, à deux doigts de la main, cette déformation caractéristique appelée *doigt en radis* (par suite de laquelle les phalanges les plus rapprochées du métacarpe sont tuméfiées et comme insufflées, tandis que la phalange unguéale reste effilée), il n'y avait pas de doute à avoir sur le diagnostic d'une affection scrofuleuse.

Ainsi, chez les enfants, à l'inverse de ce qui a lieu chez les adultes, les lésions syphilitiques osseuses, surtout celles qui siégent sur le crâne, étant tout à fait exceptionnelles, tandis que les lésions de la scrofule sont communes aux os crâniens comme ailleurs, on devra, dans le cas où un petit malade, âgé de 6 mois à 3 ans, présenterait des tumeurs irrégulières du crâne, on devra, dis je, décider qu'elles sont de nature scrofuleuse ; et ce jugement sera presque certain lors même que les lésions osseuses des deux diathèses, strumeuse et syphilitique, existeraient simultanément dans d'autres régions, comme on le voyait dans l'observation sus-mentionnée.

Dans cette association morbide, les lésions dépendantes des deux diathèses sont parfois tellement complexes, qu'en l'absence de notions précises sur la filiation des accidents, il est presque impossible de reconnaître celle qui fut primitive, celle qui prédomine, et qui commande plus impérieusement une thérapeutique spéciale. Je me rappelle un fait de ce genre où le diagnostic présentait les plus sérieuses difficultés.

Obs. XX. — *Cumul des diathèses scrofuleuse et syphilitique.* — *Syphilis acquise : lésions multiples : action favorable du traitement mixte.* — Le jeune S. V..., âgé d'environ 10 ans, venu de province pour consulter M. Desmarres, au commencement de l'été dernier, me fut adressé par cet expérimenté confrère ; cet enfant est né d'une mère qui est grande et robuste, dont la santé semble excellente, et qui affirme n'avoir jamais eu, non plus que son mari, aucun symptôme de scrofule ou de syphilis (en sa qualité de mère, elle ne cache certainement pas la vérité) ; il présente, depuis plusieurs années, les stigmates des deux diathèses syphilitique et scrofuleuse. Assez gros, mais avec plus de bouffissure que d'embonpoint réel, il est atteint simultanément des lésions suivantes : ulcères cicatrisés irrégulièrement de la voûte palatine et du pilier gauche du voile du palais, avec perte de substance ; punaisie ; déformation du nez, affaissé à sa partie supérieure, aplati, de sorte qu'on ne peut voir quelles sont au juste les parties des os propres ou de la cloison qui ont été détruites. Laryngite chronique, voix cassée, toux un peu rauque (pas de signes physiques de tuberculisation pulmonaire) ; adénopathie sous-maxillaire et cervicale latérale ; ophthalmie très intense (conjonctivite oculo-palpébrale avec ulcérations pseudo-membraneuses, etc.), ophthalmie que je crois de nature scrofuleuse (on ne me communiqua point l'opinion de M. Desmarres).

En face de ces lésions, et à défaut de renseignements positifs sur l'action de l'hérédité, je dus me demander si toutes appartenaient à une seule diathèse, à la syphilis ou à la scrofule, ou aux deux diathèses réunies sur le même sujet ; et, dans le cas de cumul diathésique, quelle était la diathèse qui réclamait la plus grande part dans la genèse des altérations pathologiques et dans le traitement.

L'adénopathie, l'ophthalmie, la laryngite, les altérations osseuses du nez et de l'arrière-gorge devaient-elles être rapportées exclusivement à la scrofule ou à la syphilis ? Certes, toutes ces lésions peuvent être la traduction de l'une ou l'autre de ces diathèses, mais elles ne le sont point à titre égal. Ainsi, l'adénopathie sous-maxillaire et sous-auriculaire, avec fort gonflement des glandes, l'ophthalmie, chez les jeunes sujets, appartiennent davantage à l'affection strumeuse, tandis que les ulcères de l'arrière-gorge, et les altérations osseuses de la voûte palatine, chez les enfants comme chez les adultes, sont beaucoup plus du domaine de la syphilis. Les déformations du nez et son affaissement sont pareillement syphilitiques plutôt que scrofuleux, la scrofule portant de préférence son action sur la partie inférieure du nez, et superficiellement sur la peau, puis sur les cartilages (*lupus*). Quant à la laryngite chronique, elle est également rare dans l'enfance, qu'elle soit sous l'influence de l'une ou l'autre diathèse.

La notion du degré plus ou moins grand de fréquence des lésions précitées dans la première ou la seconde de ces diathèses, n'était donc point une raison suffisante pour invoquer une cause unique à cet ensemble complexe de phénomènes pathologiques. J'ajouterai que les altérations des parties molles de l'arrière-gorge, telles qu'elles se comportaient chez ce petit malade, les pertes de substance, les cicatrices avec dépression de la membrane muqueuse du palais, me parurent être le fait d'ulcérations syphilitiques plutôt que scrofuleuses. Je crus pouvoir aussi conclure des renseignements qui me furent donnés sur la marche des phénomènes morbides, que c'étaient ces altérations pharyngées qui s'étaient montrées les premières dans la succession des accidents. Mais, en définitive, toutes ces considérations me semblèrent confirmer l'idée d'un cumul diathésique et non point de l'existence d'une seule maladie ; il y avait chez ce petit garçon ce que M. Ricord a appelé un *scrofulate de vérole*.

C'est à la syphilis, et à une syphilis acquise (dont les accidents primitifs et secondaires auraient été méconnus) plutôt qu'à une syphilis héréditaire, manifestée d'emblée par des accidents tertiaires, qu'il me parut rationnel d'imputer les lésions actuellement existantes ; c'est elle qui avait dû précéder et peut-être créer la scrofule (1). C'est elle qui, en tout cas, avait la part la plus grande dans les accidents, et qui me fournissait la meilleure indication thérapeutique. Je prescrivis l'iodure de potassium, à la dose de 50 à 75 centigr. par jour, et en même temps je faisais pénétrer dans l'arrière-gorge de la vapeur de cinabre par des fumigations, et de la poussière liquide d'une solution mercurielle au moyen du pulvérisateur. Cette médication amena un soulagement assez notable et diminua l'acuité des symptômes ; mais au bout d'un mois environ, la fièvre survint et empêcha de continuer le traitement spécifique ; depuis, je perdis de vue ce petit malade.

En somme, dans ce cas difficile, le diagnostic resta douteux, et la médication elle-même ne montra pas évidemment la nature de la maladie, puisque la supposition de l'existence simultanée des deux diathèses me fit instituer un traitement mixte qui, très utile dans la syphilis, n'était pas contraire à la scrofule et qui était même susceptible de l'amender.

§ III. Pronostic et traitement.

J'ai déjà, dans mon premier travail (*loc. cit.*, p. 437), insisté sur les ressources que présentait la thérapeutique contre la syphilis infantile. J'ai fait observer qu'il fallait nécessairement établir, sous le rapport du *pronostic*, une distinction entre les enfants qui naissent couverts de macules syphilitiques, avec le teint comme enfumé et l'aspect de petits vieillards, et qui ont des lésions viscérales profondes ; sujets voués par avance à la mort, qui diffèrent peu des morts-nés, et que, en conséquence, on n'a aucune chance de sauver ; autrement dit, entre les sujets dont la syphilis est congénitale et ceux qui viennent au monde avec les apparences d'une santé bonne ou du moins suffisante, et chez lesquels les manifestations syphilitiques apparaissent seulement quelque temps après la naissance : nous avons montré que chez ces derniers le traitement spécifique amène la guérison, et même une guérison rapide.

Lors donc que nous disons que la gravité de la syphilis infantile a été exagérée, et qu'au contraire, cette maladie constitue pour le jeune âge une affection peu sérieuse et dans laquelle la médication spécifique donne les plus heureux résultats, c'est uni-

(1) Chez une petite fille de 9 ans, que j'avais parfaitement guérie d'une syphilis survenue quelques semaines après la naissance, j'ai observé, cette année, une ophthalmie et une arthrite strumeuses.

quement cette dernière forme du mal que nous avons en vue ou encore la syphilis acquise, vite reconnue et vite traitée, la résolution des accidents s'opérant d'ordinaire alors avec une facilité et une promptitude remarquables.

Ce n'est pas le lieu de tracer d'une manière dogmatique le *traitement* complet de la syphilis infantile : je vais seulement passer rapidement en revue quelques-unes des questions qui s'y rattachent ; je vais poser ces questions et essayer de les résoudre pratiquement en peu de mots.

Un enfant naît avec la syphilis : faut-il commencer aussitôt le traitement spécifique ? — La réponse à cette question dépend du degré de gravité de l'affection : quand celle-ci a altéré profondément l'économie (et c'est le cas ordinaire), lorsque les accidents sont urgents et que la vie est très menacée, la médication mercurielle serait plus nuisible qu'utile ; il faut essayer de soutenir les forces et la calorification ; et pour cela, le lait, l'eau vineuse, et l'enveloppement avec de la ouate, sont les meilleurs remèdes à employer ; si, par hasard, l'on parvient à prolonger l'existence du petit patient, et si les symptômes qui pouvaient faire craindre des lésions viscérales viennent à s'amender, on pourra commencer le traitement mercuriel, externe d'abord ; mais, je le répète, cette amélioration n'est guère à espérer, et une issue funeste est la règle, pour ainsi dire sans exceptions.

Supposons maintenant qu'un enfant naisse sain, de père et mère syphilitiques : faut-il faire un *traitement préventif ?* faut-il donner le mercure avant l'apparition des accidents ? — Comme la syphilis ne doit point alors venir fatalement, surtout si les parents ont été traités, et comme il n'est pas sûr qu'on puisse, par la médication spécifique, en empêcher ni même en retarder l'explosion, il me paraît plus sage d'attendre le développement de la maladie pour agir.

Les accidents syphilitiques se sont développés : est-il convenable de commencer immédiatement la médication ou d'attendre encore ? — Quelques vieux auteurs, redoutant l'influence du mercure sur un organisme aussi frêle que celui de l'enfant, ont recommandé d'attendre quelques mois, et même bien davantage (1).

Il est évident que cette méthode est pernicieuse, surtout chez des enfants faibles que la cachexie syphilitique rend facilement anémiques, et chez lesquels toute cause de débilitation peut amener le rachitisme et aussi les tubercules. Je crois, au contraire, qu'il y a tout avantage à s'adresser sans retard aux remèdes qui sont le plus capables d'arrêter les progrès de la maladie et d'en faire disparaître les manifestations. J'ai déjà dit quelle était, chez certains jeunes sujets, la rapidité d'évolution de la syphilis, et combien alors la complication de lésions viscérales était à craindre.

(1) M. Diday raconte que Gardanne, chargé en 1770, par le lieutenant de police, de dispenser aux enfants pauvres les médicaments, ne les donnait qu'à ceux qui avaient passé le douzième mois.

Il est bien peu de praticiens qui, pour combattre la syphilis de l'enfant, se fient uniquement au traitement indirect, c'est-à-dire au *traitement de la mère*, dans l'espérance que le mercure arrivera aux voies digestives si susceptibles du nouveau-né comme adouci par son mélange avec le lait maternel. Il paraît que cette thérapeutique médiate était jadis très en usage à l'hôpital des syphilitiques de la rue de Vaugirard, et Doublet et Faguer, qui lui donnaient la préférence, ne doutaient point que le lait de la nourrice ne s'imprégnât de molécules mercurielles. Le fait est possible assurément, et même il aurait été démontré chimiquement par M. Personne, qui aurait constaté l'existence du mercure, à doses excessivement minimes il est vrai, dans le lait d'une femme qui prenait tous les jours, depuis deux mois, 5 centigrammes de proto-iodure d'hydrargyre. Mais on comprend combien cette médication doit agir avec lenteur, et, malgré les succès invoqués par certains auteurs, je n'aurais guère plus de confiance dans ce mode de traitement que dans l'administration, à défaut de lait de femme, du lait d'ânesse ou de chèvre mercurialisé par des frictions d'onguent napolitain sur le pis ou sur le ventre de l'animal (1). On peut se demander néanmoins si ce traitement indirect par la nourrice ne doit pas être ajouté au traitement direct, c'est-à-dire à celui de l'enfant.

Ici, en effet, se présente une question très difficile à trancher dans la pratique : un enfant est syphilitique : faut-il le faire allaiter par sa mère ou par une nourrice étrangère?

Si la mère est syphilitique elle-même, il y aura cet avantage qu'elle ne pourra pas être infectée par son nourrisson; mais est-ce un lait bien sain que celui qu'elle pourra donner, lait qui, s'il n'est pas susceptible d'ajouter à la syphilis de l'enfant, est du moins séreux, pauvre en globules et, par suite, peu nutritif? Si, au contraire, la mère est saine (ce qui, du reste, est beaucoup moins fréquent que le cas où elle est contaminée), ne va-t-elle pas être infectée par son nourrisson, et faut-il alors lui administrer le mercure dans l'espoir de la préserver de la contagion?

La même question se pose pour la nourrice à laquelle il s'agit de confier un enfant infecté héréditairement. A une époque où l'on ne croyait pas à la transmissibilité des accidents secondaires, on confiait sans aucun scrupule un enfant syphilitique à une nourrice saine; mais maintenant qu'on est éclairé sur la facilité avec laquelle la contagion se transmet du nourrisson à la nourrice, il n'est plus permis de cacher à celle-ci la nature véritable de la maladie de l'enfant ou du moins l'existence d'une maladie contagieuse, ni de croire sa conscience à l'abri en administrant à cette femme un traitement spécifique, qui, dans cette circonstance comme dans bien

(1) Swediaur dit pourtant avoir heureusement appliqué ce moyen dans une famille régnante d'Europe, dont tous les enfants étaient morts très jeunes avant cette singulière intervention de la thérapeutique.

d'autres cas habituels, n'aurait sans doute aucune vertu prophylactique. Il est donc du devoir du médecin et des parents d'avertir la nourrice des chances qu'elle peut courir, et conséquemment il sera équitable de compenser ces chances par une rémunération plus forte, en même temps que le médecin prendra toutes les précautions possibles pour empêcher la contamination. Ces précautions, indépendamment du traitement général qui sera immédiatement administré à l'enfant, consisteront surtout en une surveillance attentive du sein de la nourrice et de la bouche du nouveau-né : si la muqueuse buccale de celui-ci présente quelques lésions, on se hâtera de les combattre par des cautérisations; le mamelon de la nourrice sera lavé fréquemment avec des liquides astringents ou antiseptiques (alun, ratanhia, liqueur de Labarraque); ces lotions seront faites un peu de temps avant la tétée et immédiatement après. On pourrait aussi, momentanément du moins, protéger le mamelon par des bouts de sein, et dans tous les cas, si l'on y apercevait la moindre gerçure, on devrait faire cesser immédiatement la lactation.

La conduite du médecin sera exactement la même dans le cas où une nourrice s'étant déjà chargée d'un nouveau-né qui présentait toutes les apparences de la santé, on verrait apparaître, après un temps d'allaitement plus ou moins long, les manifestations évidentes de la syphilis héréditaire. Il faudra encore avertir la nourrice en la retenant par une augmentation de salaire, prévenir (s'il se peut) la contagion par les moyens que nous venons d'indiquer, et si, malgré cela, la nourrice est infectée, lui administrer le traitement spécifique, qui agira aussi sur l'enfant, traité spécifiquement de son côté. Cette manière de faire est non seulement humaine, mais encore elle est prudente, et plus d'une fois les tribunaux ont puni la trop grande discrétion des parents en leur faisant payer une forte indemnité pour la nourrice qui avait été infectée par leur faute. Le médecin ne doit pas oublier que, dans ce cas, sa propre responsabilité peut être mise en cause.

Alors même que le traitement indirect serait ainsi forcément appliqué, c'est dans la *médication directe* que l'on devra chercher les ressources les plus sûres et les plus promptes. Le nouveau-né supporte le plus souvent le traitement mercuriel avec une tolérance remarquable. Dans plus d'un cas, j'ai vu un nourrisson affecté de syphilis, qui était pâle, maigre, qui avait de la diarrhée, et auquel je donnais des préparations mercurielles malgré ces contre-indications apparentes : en peu de jours, la diarrhée diminuait, la nutrition se faisait mieux, et l'état général s'améliorait notablement.

Quelques pathologistes très autorisés ont préconisé le *traitement externe* à l'exclusion des médicaments pris à l'intérieur; les uns donnaient la préférence aux bains mercuriels; les autres, aux frictions pratiquées sur le thorax et sous les aisselles avec l'onguent mercuriel simple à la dose de 1 à 2 grammes. M. Cullerier a préconisé beaucoup ces frictions; il les faisait faire tous les deux jours, et, dans l'intervalle, on donnait des bains savonneux ou des bains de sublimé; il affirme n'avoir jamais vu d'érysipèle se développer sous l'influence de ces frictions. — Mais il est difficile, par ce moyen, de se rendre compte de la quantité de mercure absorbée, de sorte que nous donnons de beaucoup la préférence au *traitement interne*.

Plus soucieux de guérir les petits malades avec un remède connu, que de leur administrer une préparation nouvelle, mais dont l'efficacité serait moins éprouvée, j'ai l'habitude de prescrire la liqueur de Van Swieten, à la dose d'une demi-cuillerée à une cuillerée à café par jour, mêlée au lait de la nourrice ou à du lait de vache; dans le cas où l'on craindrait que la composition de cette liqueur fût connue, on pourrait décorer du nom de *sirop dépuratif* un mélange que l'on ferait faire chez le pharmacien, et qui ne serait qu'une solution de bichlorure d'hydrargyre dans de l'eau pure ou distillée, avec addition d'un sirop varié suivant l'état des voies digestives, sirop simple ou astringent : le mélange serait formulé de manière que chaque cuillerée à café contînt 5 milligrammes de sublimé; on donne ainsi, chaque jour, de 2 à 5 milligrammes du médicament actif.

Il est avantageux d'ajouter à ce traitement, de deux en deux jours, des bains de sublimé, à la dose de 1 à 4 grammes par bain d'enfant, suivant l'âge du sujet, et surtout suivant que des troubles des voies digestives forceront de diminuer ou même de suspendre l'administration du remède à l'intérieur.

Ce traitement devra être continué pendant six à douze septénaires. Il devra être prolongé pendant un mois au moins au delà de la guérison.

Pour les accidents locaux, plaques muqueuses, coryza, altérations buccales, nous nous sommes servi avec avantage de poudres médicamenteuses (par exemple : poudre d'amidon et calomel au trentième, insufflée dans les narines ou appliquée sur les plaques muqueuses), de fumigations cinabrées, ou bien nous avons badigeonné l'intérieur de la bouche avec la liqueur de Van Swieten ou la liqueur de Labarraque étendue d'eau. — On devra, dans quelques cas de lésion buccale, cautériser avec le nitrate d'argent ou avec le nitrate acide de mercure.

Après quelques semaines de médication, si l'estomac paraît fatigué des préparations mercurielles, on peut leur substituer momentanément les préparations d'iodure de potassium à la dose de 5 à 25 centigrammes par jour. Quelquefois, malgré l'amendement notable dans les accidents spécifiques, l'enfant devient anémique, et alors le sirop d'iodure de fer pourra remplacer avantageusement le sublimé.

On a pu voir dans nos observations que cette médication mercurielle réussissait presque toujours; on peut voir aussi combien, dans certains cas, la guérison a été rapide : ainsi, dans les observ. VII et XVIII, elle a été obtenue en six semaines; dans la XIIe, en un mois; dans la Xe, en quinze jours; enfin, l'obs. XI montre inversement combien le traitement indirect, par l'intermédiaire de la nourrice, a peu d'efficacité.

Je rappellerai, en terminant, l'histoire déjà citée dans ma première communication à la Société (*loc. cit.*, p. 438), de deux petites filles observées en ville, et âgées maintenant l'une de 9 ans, l'autre de 12, qui avaient présenté, de deux à quatre semaines après la naissance, des accidents syphilitiques assez graves, et qui furent guéries rapidement et radicalement par le traitement spécifique. Leur santé est restée excellente, au moins sous le rapport de la syphilis.

Je rapprocherai également de ces faits les deux jeunes sujets cités dans le même travail (obs. II et III, *loc. cit.*, p. 432 et p. 436), dont le traitement mercuriel a si rapidement modifié l'état : quelques jours d'administration de la liqueur de Van Swieten à la dose de 4 à 5 grammes, aidée de bains de sublimé, avaient suffi pour effacer à peu près complétement les accidents secondaires chez l'une, et pour arrêter le développement des exostoses et les douleurs ostéocopes chez l'autre; cette dernière n'a succombé qu'aux suites de la diathèse scrofuleuse et tuberculeuse (voy. obs. XIX).

Chez les adultes, en raison de l'apparition quelquefois très tardive des accidents tertiaires et, conséquemment, de la menace toujours suspendue sur la tête des syphilitiques, alors même qu'ils paraissent le mieux guéris des lésions primaires et secondaires, on a pu mettre en doute la possibilité de la guérison radicale et définitive de la syphilis. *Chez les jeunes sujets,* au contraire, la rapidité de la disparition des lésions syphilitiques de la première et de la seconde période (quand elles sont combattues à temps par la médication mercurielle), et, d'autre part, la rareté des cas où l'on constate ultérieurement le développement d'accidents tertiaires, autorisent à conclure que *la syphilis infantile peut être guérie complétement.*

RÉSUMÉ. — CONCLUSIONS.

Si, nous reportant aux observations précédentes, nous recherchons quels sont les faits qu'elles mettent plus particulièrement en relief et les conclusions à en déduire, nous arrivons à quelques résultats pratiques dignes d'être signalés dans un résumé.

I. On trouve dans la Ire observation : une preuve de l'*affaiblissement spontané de la diathèse syphilitique* dans plusieurs grossesses successives; — la confirmation de la loi de Colles, lequel a établi que la mère d'un enfant atteint de syphilis héréditaire ne contracte pas de lésions syphilitiques en allaitant son propre enfant lorsqu'elle-même est infectée ; — un exemple de *transmission de la syphilis du nourrisson à la nourrice*, fait à ajouter à tant d'autres aujourd'hui incontestés (1).

II. Une *lésion buccale* de nature syphilitique ayant été notée dans la plupart des faits de transmission de la vérole du nourrisson à la nourrice, il est supposable que, dans notre Ire observation, l'inoculation se sera opérée par quelque lésion de la bouche passée inaperçue et non point par l'action toxique de la *salive ;* — il y a toutefois, dans l'allaitement, des conditions particulières d'infection par le liquide salivaire : la succion, qui se répète et se prolonge, pouvant être cause de gerçures ou de fissures, soit au sein de la nourrice, soit aussi à la bouche de l'enfant, la syphilis pourra naître du dépôt, sur une surface ulcérée, d'une salive souillée par un *sang* syphilitique. — En l'absence de lésions buccales chez le nourrisson, le liquide du *coryza syphilitique* peut, dans certains cas (obs. II), être l'agent de cette transmission.

III. Dans le cas d'une syphilis dont seraient infectés simultanément la nourrice et le nourrisson, le *début du mal par le sein* constitue une présomption contre l'enfant, relativement à l'origine première (obs. III), tandis que l'absence de lésion mammaire chez la nourrice, alors qu'elle présente les stigmates de la vérole dans d'autres parties du corps, est une très forte présomption contre elle (obs. V).

IV. Nos observations V et VI, comme trois autres faits rapportés dans un précédent travail, sont des exemples de *syphilis acquise* par embrassements ou attouchements.

V. La syphilis n'est pas un obstacle au développement régulier de la *vaccine* (obs. VII et VIII).

VI. Le fait de la *rareté de la syphilis congénitale* n'est vrai que si l'on excepte le *pemphigus* et les *lésions viscérales*, qui sont des lésions intra-utérines.

VII. En réunissant 14 de nos observations à d'autres relevés, on a une statistique comprenant 249 faits, et de laquelle on peut conclure que la *syphilis héréditaire se montre, dans près de la moitié des cas, avant le premier mois révolu, et avant la fin du troisième, dans les sept-huitièmes des cas ;* donc, probablement, la syphilis infantile sera héréditaire ou acquise, suivant qu'elle se sera manifestée avant ou après le troisième mois de la vie ; — dans la vaccination, on devra choisir pour *vaccinifère* un enfant qui aura passé trois mois ; — les syphilis qui se manifestent par des acci-

---

(1) Il ne faut pas oublier, parmi les auteurs qui ont le mieux écrit sur ce point de la syphilis des nouveau-nés, le nom de M. Bardinet, de Limoges.

dents tertiaires au delà de la première année de la vie, et, *à fortiori*, dans la seconde enfance, devront être considérées comme *acquises* et non comme *héréditaires*.

VIII. Des différences faciles à saisir séparent le *pemphigus syphilitique* du *pemphigus simple* des jeunes sujets : le siége des bulles aux régions palmaires et plantaires des extrémités et surtout leur apparition précoce (c'est-à-dire à la naissance ou dans les deux premiers mois de la vie), sont les indices les plus positifs de la nature syphilitique de l'éruption (obs. X) ; — le même siége spécial indique la même nature spécifique du *psoriasis* et de l'*herpès circiné* (obs. XI, XII et XIII) ; — l'*onyxis* est, chez le nouveau-né plus encore que chez les adultes, une lésion caractéristique de la syphilis (obs. XVIII) ; — l'*ecthyma*, en raison de sa fréquence dans les cachexies autres que la syphilis, a, au contraire, une valeur séméiotique beaucoup moindre (obs. XIV).

IX. Dans les observations II, XV, XVI, etc., la fréquence et la gravité bien connues du *coryza syphilitique* sont signalées; — l'observation XVII est un exemple de *laryngite syphilitique* chez un enfant de 8 mois.

X. Dans les *lésions osseuses* ou accidents tertiaires (qui sont très rares chez les enfants), le diagnostic présente des difficultés, par suite de la fréquence du rachitisme aigu et de la scrofule dans l'enfance, et aussi parce que, dans certains cas, le même sujet cumule les deux diathèses (obs. XIX et XX) ; — les tumeurs du crâne notamment appartiennent beaucoup plus souvent, chez les très jeunes sujets, à la scrofule qu'à la syphilis (et c'est l'inverse chez l'adulte).

XI. L'évolution de la syphilis infantile est quelquefois si rapide que l'on peut observer réunis sur le même enfant tous les accidents de la *triade syphilitique* (obs. XIX).

XII. Pour ce qui est du *pronostic* et de la *curabilité* de la syphilis infantile, il faut établir une distinction entre les sujets affectés de syphilis congénitale et qui ont probablement des lésions viscérales, et entre ceux qui naissent avec les apparences de la santé et qui n'ont que plusieurs semaines après la naissance les manifestations syphilitiques : les uns sont voués à une mort qu'on peut dire certaine, et les autres, au contraire, guériront presque sûrement et même en un temps assez court par la *médication mercurielle* vite instituée.

XIII. Le *traitement préventif* par le mercure, chez les sujets nés de parents syphilitiques, n'a point de chance de succès : il faut attendre la manifestation des accidents pour commencer la médication. — Le traitement *direct*, c'est-à-dire celui de l'enfant, est bien autrement efficace que le traitement *indirect*, celui de la mère.

XIV. Le traitement interne doit, selon nous, être préféré, et nous avons cité plusieurs observations de guérison rapide et complète obtenue par l'emploi simultané de la liqueur de Van Swieten (à la dose de 2 à 5 grammes par jour), et des bains de sublimé (4 à 5 grammes par bain tri-hebdomadaire). — De ces faits n'est-on pas en droit de conclure que la *syphilis infantile, traitée à temps par la médication mercurielle, peut-être guérie complétement ?*

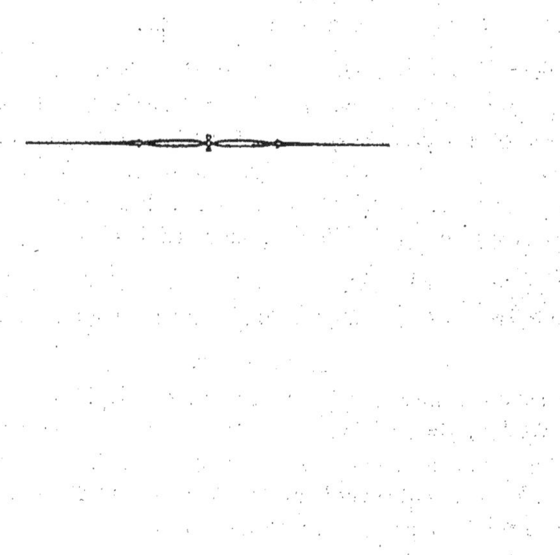

www.ingramcontent.com/pod-product-compliance
Ingram Content Group UK Ltd.
Pitfield, Milton Keynes, MK11 3LW, UK
UKHW021009120726
13693UKWH00004B/1873